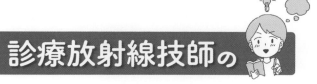

診療放射線技師の

ノンテクニカル
スキル Plus

編集

坂野 康昌

順天堂大学保健医療学部診療放射線学科
特任教授・副学科長

南 山 堂

編　集

坂 野 康 昌　　　順天堂大学保健医療学部診療放射線学科 特任教授・副学科長

執　筆（五十音順）

石 浦 基 文　　大阪医科薬科大学法人技術部 副部長

岩 月 孝 之　　藤田医科大学ばんたね病院放射線部 副部長

上 村 忠 久　　福岡大学病院放射線部 技師長

内 山 喜代志　　帝京大学医学部附属病院中央放射線部 技師長

榎 本 健 児　　東京都保健医療公社 荏原病院放射線科 技師長

大河原 伸弘　　聖マリアンナ医科大学東横病院画像診断室　技術課長

小美野 高志　　順天堂大学医学部附属浦安病院放射線科 技師長

垣 副 裕 子　　順天堂大学医学部附属順天堂医院放射線部 副技師長

川 田 秀 道　　久留米大学病院放射線部 技師長

久保田 裕一　　関西医科大学附属病院放射線部 技師長

琴 浦 規 子　　兵庫医科大学病院放射線技術部 部長

崔 　 昌 五　　昭和大学江東豊洲病院放射線技術部 技師長

坂 野 康 昌　　順天堂大学保健医療学部診療放射線学科 特任教授・副学科長

佐 藤 久 弥　　昭和大学藤が丘病院 技師長・教授（員外）

佐 藤 　 浩　　東京都立多摩総合医療センター診療放射線科 技師長

田 中 　 功　　東京女子医科大学病院中央放射線部 代表技師長

田 淵 昭 彦　　川崎医科大学総合医療センター中央放射線部 技師長

田部井 照美　　東京都立神経病院神経放射線科 技師長

圓 谷 明 男　　東京医科大学茨城医療センター放射線部 技師長

中 井 敏 昭　　藤田医科大学岡崎医療センター放射線部 副部長

南 部 秀 和　　近畿大学病院中央放射線部 副技師長

野 原 　 賢　　東京都保健医療公社 多摩北部医療センター放射線科 技師長

長谷川 隆幸　　東海大学医学部付属東京病院診療協力部診療技術科 科長

馬 場 康 史　　東京慈恵会医科大学附属第三病院放射線部 技師長

林 　 盛 人　　東京医科大学八王子医療センター放射線部 技師長

菱 木 　 清　　帝京大学医療技術学部診療放射線学科 准教授

日 向 伸 哉　　東京医科大学病院放射線部 技師長

平 川 英 滋　　東京慈恵会医科大学附属病院放射線部 技師長

平 山 雅 敏　　順天堂大学医学部附属順天堂医院放射線部 技師長

芳士戸治義　　順天堂大学医学部附属順天堂医院 次長/私立医科大学放射線技師会 代表

堀 江 朋 彦　　東海大学医学部付属病院診療技術部放射線技術科 科長

水 上 省 一　　東京都立駒込病院放射線診療科治療部 技師長

宮 野 良 介　　埼玉医科大学総合医療センター中央放射線部 技師長

村 上 克 己　　東海大学医学部付属八王子病院診療技術部放射線技術科 科長

森　　寿 一　　聖マリアンナ医科大学病院画像センター 技術課長

山 崎 富 雄　　埼玉医科大学病院中央放射線部 技師長

吉 田 耕 治　　川崎医科大学附属病院中央放射線部 技師長

吉 村 保 幸　　埼玉医科大学国際医療センター中央放射線部 技師長

渡 辺 一 廣　　東海大学医学部付属大磯病院放射線技術科 科長

序

　現在までの反省を踏まえて，恐れずに言わせていただくと，私の経験してきた旧来の考え方では，医療の専門家は病気の診断と治療ができさえすれば，それがすべてであり，かつ優れていると考えられていた時代があったのです．言い換えると，患者さんの病気を診る目はあっても，患者さん自身の内面の方向を見ることが疎かであった時代もあったと言えるのです．考えてみると，過去の育成方法のなかに問題点がありました．その根拠として医療従事者の専門教育方法の内容に，医療接遇や患者接遇という専門科目がなかったことがあげられます．

　そうした状況の中でも，医療の高度で専門的な技術はめまぐるしい進歩を遂げており，これに対応するため，医療従事者は日々努力を続け，社会的貢献度も大きいことは事実です．

　しかし，患者さん自身の感情とも寄り添ってこその技術力の発揮なのですから，「木を見て森を見ず」になってはいけません．患者さんの理解と協力を得なければ，どんなに優れた医療技術を持っていても発揮することができないということなのです．つまり，患者さんの理解と協力がなければ，何もできないのが医療であることを再認識して，医療従事者の質をさらに高めていこうという考え方なのです．多くの医療従事者は，早くからこの点に気づき，自ら努力をされている方々も見受けられます．一方で現場を見渡すと，まだまだ足りない方たちもいるということも事実です．

　そこで私たちはノンテクニカルスキルプラスという視点から，専門性に加えてこれを補完できる書籍として本書を作成することにしたのです．もちろん，教育現場や各職場の問題解決が一朝一夕に叶うとは思っていませんが，日本中の専門家が経験と知恵を合わせて，一つのヒントを提供しようとトライしたものですから，ぜひとも活用してみてください．

　若手の方たちにとっても，これから経験するであろう類似の事例検討や自分が明確化できなかった疑問を先輩の経験から理解できるようになるなど，使い方は自由自在に多面的です．ですから，私たちの願いは，経験事例の提供と課題の解決について，教育現場でも医療の実務現場でも活用できる書籍として使用してもらえることを目指しています．

2022年2月

順天堂大学保健医療学部診療放射線学科 特任教授・副学科長

坂野康昌

目　次

各論1

診療放射線業務でのノンテクニカルスキル Plus

1. 接遇（一般）

2. 接遇（職員間）

各論2

臨床実習・病院内外でのノンテクニカルスキル Plus

総 論

診療放射線科での人"財"育成

1. 人"財"育成の必要

　診療放射線科は「診療」と名の付くとおり，一般的には放射線技術を駆使して患者さんの「診断と治療」に関わる三大部門があります．診断・核医学・放射線治療という部門に区分けされますが，全身の検査や治療のため患者さんの病状に応じて，放射線という手段を用いながら医療機関内のすべての診療科に対応する科でもあります．しかし，すべての科からの信頼を得ることは容易ではありません，そのため診療放射線科の各部門において使用する機器の相違やテクニックの巧拙などに対応できる訓練時間が必要です．加えて全診療科対応のためには，いずれの放射線部門においても，求められる診療放射線技師として活躍するために必要な共通の資質があります．それを以下の①〜⑤に示します．

　　① 正確で最新の知識を維持できる（学習継続力）
　　② 良好なコミュニケーション能力を持つ（語学力）
　　③ 正しい接遇を発揮できる（患者接遇力）
　　④ 健康を維持できる（心身の健康力）
　　⑤ 心・技・体のバランス（バランス維持力）

　これらの要素を備えた人財を維持拡充していくためには，人への対応と物への対応について考慮することが必要となり，計画的で実現可能な体制での人財育成方法が大変重要になってきます．

　部門ごとに求められる人財を，いつまでにどのような方法で具体的に育成するのか，そのための有効な体制作りはどのようにするのかなど，詳細に決定していく必要があります．

　これは，戦いとは少し違いますが一つの方法として，戦略（strategy）と戦術（tactics）という考え方も活用できるのではないでしょうか．例えば，がん治療を考えるとき，放射線治療装置（linear accelerator）が戦略で，線量変調性治療（IMRT）が戦術といえば理解しやすいです．

　また異なる視点から，人財育成の体制維持のためには，若手職員・ベテラン

職員・管理職など連携しながら，全体で行うものや一部で限定的に行うものを明確にします．

「意欲の醸成・組織目標の明示・コミュニケーション強化」などについても，組織が一体となって，確認しあい，協働する必要性があります．基本的には，能力開発の機会として，計画的・系統的なOJTやOff-JTなどの「研修を活用する方法・コミュニケーションや個人情報保護に関する研修など多種多様であり，若手だけではなく，管理職層の計画的な育成が課題となる場合も含みます．

人財育成にあたっては，方法論のほかにも，重要なポイントがいくつかあります．まずは相手に，「育成の目的」を知らしめて，なんのために自分がやるのか，やらなければならないのかなど，自主的な意欲を醸成することが重要です．嫌々ながらやらされている感がある場合には，効果が半減してしまう場合が多々あり時間の浪費になりかねません．

育成スピードでは，いつまでにどの程度かを明示して，頑張る期間（何ヵ月または何年でのローテーション）と量と質（技術程度）を知らせることが本人の達成感にも反映してきます．

2. 目標と理念・戦略と戦術

能力開発の機会として，特に若手職員への「計画的・系統的なOJT」，中堅（ベテラン）層への「目標管理制度による動機づけ」や，若年・ベテランともに医療機関の人財育成ではこうした取組を活用することにより内部人財を育成しています．

戦術としては，SWOT分析，PDCA-cycle，BSC，OODA-loopなどを医療職場に適合するようにモディファイして実践するとよいと考えます．

医療機関の規模が大きくなるほど教育訓練（計画的なOJTやOFF-JT）が高まり，職種によっては，法令により義務付けられているものもあります．また医療機関の質的な向上のため放射線科では能力開発の機会を積極的に提供するところが増加しています．

3. アサーショントレーニング

　現代の複雑な人間関係のなかでは，医療従事者がすべて積極的で自主的にコミュニケーション能力を発揮できるとは限りません．そこで，自主的な主張を苦手とするような医療従事者の育成トレーニングのためには，アサーショントレーニングをお勧めします．

　アサーショントレーニングとは，自己主張を苦手とする人へのカウンセリング手法のことで1950年代にアメリカで生まれました．ストレスのない良好な人間関係を築くために，相手に不快な思いをさせず，自分の気持ちを素直に表現することを目指しているものです．

4. アサーショントレーニングの方法

　アサーショントレーニングの基本的な考え方を紹介します．

　以下は，アサーショントレーニングを始める前に念頭に置いてほしい四つのことです．

① 思いを素直に表現すること
② 相手に対して誠実で謙虚であること
③ 自分と相手が対等であること
④ 自己責任のうえに表現を行うこと

など以上の事柄を念頭にトレーニングを行うことが効果的です．

　トレーニングの主眼として，まずは私 (I) を主語にしてメッセージを伝えるようなアイメッセージ (I-message) を使うとよいとされます．「書類を持ってきなさい」と相手に命令形を用いるのではなく，「私はあなたが書類を持ってきてくれたらうれしい」というような，私 (I) を主語にして相手に気持ちを素直に伝えるトレーニング手法です．

5. DESC法を使ったアサーショントレーニング実践法

　アサーショントレーニングでは，「DESC法」という手法がよく使われます．4つの段階に分けて伝えるという手法で，相手に納得してもらいつつ自分の意見を主張することができます．

　「DESC」とは以下の四つの単語の頭文字をとった言葉で，「D (Describe)：

D (Describe)：描写する	D	客観的に事実や状況を述べる
E (Express・Explain)：表現する・説明する	E	主観的な感情などを述べる
S (Specify)：提案する	S	具体的で現実的な提案をする
C (Choose)：選択する	C	結果を選ぶ

描写する／E（Express・Explain）：表現する／S（Specify）：提案する／C（Choose）：選択する」などですが，これらを活用して，相手の主張を尊重しながら，徐々に自分の主張をしていく訓練のなかで，適切なコミュニケーション能力を鍛えていく推奨すべき方法です．

　自分も相手も大切にした自己表現を用いて，会話できることで人財育成が円滑になり，医療現場などの実務のなかでも大いに活用できる手法になります．

　各種の手法により，放射線科における「心・技・体」の整った人財育成方法に実効性を持たせ，信頼を確保できる人財育成を実現することで，診療各科との連携の面でも効率的に進展させるため活用していきたいと考えています．

　Q＆Aや各事例検討を参考にしながら本書の有効活用が図れるものと思います．

（坂野康昌）

　人財育成において，人材という用語は一般的に正しい用語ですが，本項ではあえて〝人財〟という言葉を使用しています．

　その理由は，育成すべき人間は材料として扱うものではなく，財宝として育成するのであるという考え方です．

　一見して言葉遊びのようですが，そうではなく文字によって可視化することで，この財に対する想いや志を共有したいためなのです．

診療放射線科に求められる現状と未来の技師像

1. 診療放射線科に求められる現状

1 社会人としての人間育成

　経済産業省が2006年に提唱した「社会人基礎力」（図1）とは，「多様な人々と仕事をしていくために必要な基礎的な力」のことで，3つの能力と12の能力要素からなります．3つの能力とは「前に踏み出す力」「考え抜く力」「チームで働く力」であり，積極性，課題解決能力，コミュニケーション力などを示します．

　これらの能力は，かつて社会の中で経験する友人や家族などの関わりや学校生活，アルバイト経験などの中で育まれてきました．しかし，現在のように個人主義，核家族化など人との繋がりがインターネットなどに依存し，実体験としての人間関係が希薄な世の中では，これらの能力は各個人が意識しないと自然に身に付くものではありません．

　大学などでの社会人基礎力に関する育成は広まりつつありますが，診療放射線技師教育での取り組みは十分とはいえません．患者さんとのコミュニケーション力も重要ですが，これまでの診療放射線技師は職場での経験によりこれらを身に付けてきました．今後は若いうちから接客対応の著書を利用したり積極的に他業種のセミナーなどに参加するなど，スキルアップを図ることが重要です．

　常に活躍し続け職場や社会から求められる診療放射線技師を目指しキャリアアップするためには，各個人が社会人基礎力を意識し常に努力する必要があります．

2 協同・連携によるチーム医療の推進

　ひと昔前の診療放射線技師は，身近な放射線科医や部内看護師などとの関わりで完結する仕事がほとんどでした．しかし現在では，院内のあらゆる部署とチームとして連携しながら業務を進めています．

　中規模以上の病院では，診療放射線技師も多くの会議体に参画しており，例えば医療安全，感染制御，災害対策など多種多様です．これらの会議では看護部，検査部，薬剤部，臨床工学部，事務部，医療情報部などと協働しながら課

前に踏み出す力 (アクション)
・主体性　　　物事に進んで取り組む力
・働きかけ力　他人に働きかけ巻き込む力
・実行力　　　目的を設定し確実に実行する力

考え抜く力 (シンキング)
・課題発見力　現状を分析し目的や課題を明らかにする力
・計画力　　　問題の解決に向けたプロセスを明らかにし準備する力
・創造力　　　新しい価値を生み出す力

チームで働く力 (チームワーク)
・発信力　　　　　　　　自分の意見をわかりやすく伝える力
・傾聴力　　　　　　　　相手の意見を丁寧に聞く力
・柔軟性　　　　　　　　意見の違いや立場の違いを理解する力
・状況把握力　　　　　　自分と周囲の人々や物事との関係性を理解する力
・規律性　　　　　　　　社会のルールや人との約束を守る力
・ストレスコントロール力　ストレスの発生源に対応する力

図1　「社会人基礎力」　基本の3能力と12の能力要素

（経済産業省より）

題を解決していきます.

　装置の性能は飛躍的に進歩し, 電子カルテやPACSなど情報関連機器の操作や運用も日々変化し複雑化しています. また, チームの一員として新たな治療方法などにも対応していく必要があります.

　病院内の業務を安全に効率的に進めるためには, 多職種の医療スタッフ各個人が専門知識のスキルを向上し, チームとして連携することが不可欠であり, 個人の能力だけでは対処できるものではありません.

　診療放射線技師の専門的知識は, 画像診断, 放射線治療, 放射線被ばくなどの分野であり, 他職種や患者さんからの質問や相談にも対応できるスキルが求められます. 以前は多職種からみた診療放射線技師の評価は皆一様で, 専門分野での活躍があまり評価されませんでした. しかし最近の診療報酬改定では, 専門・認定技師などが施設基準に必須となる項目が増え病院の収益に直接関与するようになり, 診療放射線技師の評価が向上しています.

　若いうちから目標を持って専門・認定技師などの資格取得を目指し, 専門知識と社会人基礎力の向上により, 信頼される診療放射線技師を目指しましょう.

❸ 臨床実習

　臨床実習では学生は学外へ出て，さまざまな人々との関わりができるため，社会人としてのマナー，立ち振る舞いが必要とされます．教育機関でもこの点について，入学時から十分な時間をかけて人間教育を行い，臨床現場へ送り出していると思われます．しかし，時間を守らない，大声で話して周囲に迷惑をかける，一日の実習が終わったら挨拶もせず，だらしない格好で帰っていく学生の姿を見ることもまれではありません．アルバート・メラビアンの法則にあるように，非言語コミュニケーションである"見た目"の情報は，初頭効果としてほんの数秒で学生の印象を良い方向にも悪い方向にも決定付けてしまいます．

　実習先病院は実習期間中に学生を預かっている以上，学生の行動に対して教育機関とともに責任があります．臨床実習は実際の実習時間は当然のことながら，自宅からの行き帰りまでが実習とみなすことに異論はないでしょう．学生には実習先病院および教育機関の名誉を背負っているという自覚を持たせる指導をしなければなりません．

　教育機関は客観的臨床能力試験（OSCE）を導入し，患者さんとのコミュニケーションや接遇，撮影時の整位などについて，学生の基本的知識や技術が伴っているかを確認しています．しかし臨床実習では，他職種の医療スタッフ，事務職員などさまざまな職種があって病院組織が構成されており，自分の部署だけの都合で動くのではなく，チーム医療を実践しているということを念頭に入れた学生指導が必要とされます．

　実際の臨床実習では実習先の病院の特徴を踏まえ，効率的な実習を行うためには目標設定が重要となります．どのようなことに興味があり，どのようなことを実習したいといった実習目標を実習前に設定し，その目標を達成するためにはどのような情報収集を行えばよいかをレポートとして実習先病院へ提出し，学生・教育機関・実習先病院間で情報共有を行うことが望まれます．そして実習後にはその目標達成度を評価し，臨床実習に活かしていくことが，今後の優秀な人材を輩出，雇用するうえで重要となります．

4 生涯学習

　国家試験に合格し診療放射線技師として業務を始めると，新しい装置，新しい撮影法，新しいデバイスなどの開発が日進月歩で行われるため，日々情報収集を行い自分の知識と技術向上のため，さまざまな形で自己研鑽を行うことを求められます．また一方で，職場での初期研修において業務に必要な知識や技術を先輩技師指導のもと，自らが患者さんとコミュニケーションをとり，撮影業務のすべてを自分の責任で行うことになります．

　自施設での初期研修では，社会人として必要な考えや立ち振る舞い（社会人基礎力）に加え，患者接遇や医療安全にも考えを及ばさなければなりません．医療現場で診療放射線技師を続けていくためには学習が生涯必要であることを認識する必要があります．在学中，卒後を含めて職能団体・学術団体への入会を積極的に行い，全国規模の情報と他施設の診療放射線技師との関わりあいにおいて，幅広く物事をみることのできる環境を自らの意志で作り上げることの大切さと，診療放射線技師という国家資格を持つプロフェッショナルの今後の可能性を考えることは，これからの業務拡大を担う診療放射線技師に課せられた使命ではないでしょうか．

　患者さんを中心としたチーム医療を行うためには，他職種から信頼され，自らの持てる知識や技術をチーム医療の中でその役割を責任もって果たすことが求められます．時代のニーズに応じた責任を果たすためには，生涯学習を積み重ねた生涯発育が必要となります．

　生涯発育においては，臨床で働く技師である限り自らを成長させていく努力が個人に求められるわけですが，そのなかでも発育に必要な情報取得や技術の研鑽をどのようにやればよいか，目標を持ち考える力を養うことが重要です．「鉄は熱いうちに打て」という言葉があるように時期を逃さず意識を変え，時代の変革に応じながら発育していく意思を持ち続けることが大切です．

2. 未来の技師像

1 社会貢献

　放射線を利用した診療・治療は，国民の健康に多大な恩恵をもたらしている一方で，日本ではX線CTによる放射線被ばくが多いことも国民の知るところであり，診療放射線技師は，放射線科医師と協力して最適な放射線線量管理を行っています．これらの取り組みを国民に理解してもらうことや，放射線に対する正しい知識を理解してもらうことは社会貢献の一つであり，放射線関連のイベント開催や他団体のイベントに参加し啓発活動を行っています．

　また，診療放射線技師の社会貢献は国内に留まらず，国際社会においてもその場を広げており，途上国に対しては技術支援という形で貢献しています．支援方法については，途上国の医療技術者を日本に送って研修を行う方法や，実際に途上国へ行き研修を行う方法とさまざまです．また支援団体も独立行政法人国際協力機構（JICA）など，多数の団体が支援活動を行っており，放射線医療技術・国際連携協会（RTIC）では「診療放射線技師のための医療英語講座」を開催するなど人財育成にも力を入れています．近年コンテナを使った医療設備の提供も始まりました．コンテナのなかに発電機室を備えたCT室，さらには5G回線を用いることにより遠隔読影にも対応した医療設備の提供も行われています．これらの設備や条件を日本と共通の仕様とすることにより，特定の病院の診療放射線技師に頼ることなく，より多くの施設からの協力・支援が得られるようになると考えます．今後も途上国に対しての医療技術の支援は，重要な社会貢献の一つとなるでしょう．

2 災害医療

　近年，国内外を問わず地震や水害などによる多くの災害が発生しています．診療放射線技師が行う重要な社会貢献の一つとして，災害医療への対応があります．公益社団法人日本診療放射線技師会は，原子力等災害および大規模自然災害時に，災害支援診療放射線技師を派遣し，被災地のニーズに応じて支援活動を行う体制を整えています．主な支援活動の内容は，① 支援現場の医師または監督者の指示に従い，災害医療および救護活動を行う，② 放射線汚染状況の測定および除染を行う，③ X線および超音波検査を行う，④ 被ばく相談

を行うことです.

　さらに,大地震や航空機・列車事故などの災害時に被災地にかけつけ,救急治療を行うための専門的な訓練を受けた医療チームとして,災害派遣医療チーム,DMAT(Disaster Medical Assistance Team)があり,現在,登録を受けた診療放射線技師が被災地における後方支援業務を中心に活躍しています.

　巨大地震発生の確率は高く,台風の通過経路の北上化や大型化,頻発する線状降水帯や局地的豪雨の発災が日本各地で増加しています.加えて新型コロナウイルス感染症のような新たな感染症のパンデミックに対応することも災害医療という捉え方になってきました.

　われわれは災害支援チームの一員として,非日常のなかでも心の通ったコミュニケーションを取りながら対応するスキルが必要となります.常日頃から職種の垣根を越えた円滑なコミュニケーションを心がけ,災害発生時における備えを怠らないことが必要でしょう.

❸ 病院における各委員会への責任者（部長職）としての参画

　医療技術の進歩はめざましく,安全・安心な医療技術を提供するために,医療技術職はより高度で専門的な知識と技術が求められています.同時にその高い専門性を医療技術職が互いに尊重し共有することが重要です.

　医療技術部は,2003年頃から国立大学病院を中心に病院全体としての視点から医療現場を支援する目的で,「医療技術部」や「診療技術部」などの名称で国家資格等を有した医療技術者を一元的に組織化した運用として始まりました.構成する部門は放射線部門,臨床検査部門,リハビリテーション部門,臨床工学部門,歯科診療部門,栄養管理部門,臨床心理部門など,病院独自にさまざまな職種で構成されています.

　診療放射線技師として日常的に行っている管理業務は,病院経営に大きく貢献できる要素を含んでいます.つまり① すべての診療科を対象とした検査や治療の実施,② 高額な放射線医療機器の選定,③ 各モダリティ検査枠の効率的な設定・運用,④ デジタル機器の操作やITへの精通など,これらすべてが病院経営に必要な基盤となる知識だと考えられます.

　このように病院経営のなかで,チーム医療として医療技術部を大きく発展させられる可能性をもった職種が診療放射線技師ではないでしょうか.すでに

中・大規模病院を中心に診療放射線技師が医療技術部をまとめながら病院における各委員会への責任者（部長職）として活躍されています.

4 未来の技師像

放射線診療は放射線科医, 看護師, 診療放射線技師, 医療秘書などでチーム医療を行っています. 放射線専門医には画像診断管理加算, 特定看護師においては診療の補助として特定の行為を行うことにより, 診療報酬のインセンティブが与えられています.

診療放射線技師にも多数の専門技師認定制度が存在しますが, そのほとんどが体系化されていないため, インセンティブには直接結びついていません. しかし, 診療放射線技師の画像情報取得時における「画質の評価」,「再構成を含む画像処理」,「計測や被ばく情報の提供」は読影にとって非常に有用な情報です.

2012年, MRIにおける条件付きペースメーカーの使用に関する指針が日本医学放射線学会, 日本磁気共鳴医学会, 日本不整脈学会の合同でまとめられ, 検査前・検査時のチェックを行う者は, 原則として磁気共鳴専門技術者が望ましいという文言が入れられました. 今後も制度が体系化されれば, さまざまなモダリティで診療報酬に係わる仕事を担うことが期待され, さらにその専門性が要求されることになるでしょう.

しかし, いくら知識や技術, 機械が進歩しても患者さんの協力が得られなければ, 最良な画像を得ることはできません. 患者さんとコミュニケーションを図り良好な関係を築き協力を得ることが, よりよい画像を提供することに繋がることは未来においても変わらないでしょう. いつまでも患者さんファーストの気持ちをもって接していきましょう.

（上村忠久, 川田秀道, 田淵昭彦, 吉田耕治）

3. 卒後のスキルアップ・キャリアアップ

病院の放射線科において, 複数の診療放射線技師が配属されている場合, ベテランから若手職員までそれぞれが能力開発できるように組織的に取り組んでいます. われわれ診療放射線技師の最も重要な役割は, 医師が診断するための高品質な画像の提供と質の高い放射線治療の実施です. しかし, もちろんそれ

だけでは十分ではありません．患者さんに快適で安全に検査や治療を受けてもらうことは，とても大切なことと考えています．患者さんに寄り添い満足していただくために，次の例のようにさまざまな視点での検討と実践を行っています．

1 患者サービスへの取り組み

患者さんの立場に立った対応に努めます．"明るく，優しく，正確に"をモットーに，状況に応じた柔軟な応対を心がけます．インフォームドコンセントの充実をはかり，患者さんとの出会いを大切にして，「放射線科へかかるなら○○病院，技師は○○さん」と思ってもらえるような接遇を実践します．

2 放射線検査時の被ばく線量低減の取り組み

放射線科で受ける検査では，ほとんどの場合放射線被ばくは避けられません．最小限の放射線量で最大限の効果を得られるよう，最適な検査を実施します．撮影条件や装置の特性に留意し，常に被ばく線量の低減に取り組みます．

3 機器管理の取り組み

X線装置の精度管理を実施しています．X線出力に問題があれば迅速な対応が可能であり，安全な検査の基礎となっています．また放射線治療は，ひとたび間違いが起きると大きな事故につながります．治療計画用CT装置，治療計画装置，治療装置など日常の精度管理が必要な装置が多いうえ，治療の基礎となるX線や電子線の定期的な測定も必要です．質の高い安全な放射線治療のため確実な品質管理は重要です．

4 経営改善への取り組み

病院の職員として経営改善に取り組んでいます．X線装置の有効活用や検査実績を考慮し，強い経営基盤の確立に努めています．また，経営に関するノウハウを習得するため，研修などへの参加など積極的に取り組みます．医療環境が厳しくなり，医療従事者にも経営感覚が求められています．多くの高額医療機器を扱う診療放射線技師には，高い専門性とともにコスト意識も必要です．自らの業務に関する診療報酬や，造影剤や診療材料などの価格についても知っておくと役立つ場面が多いです．「人」を育てるには，個々の努力だけでは限

界がありますので，組織の力や関係学会との結びつきも必要とされます．積極的に他科の職員と交流し，さらに外部の研修会や学会などへ入会，参加すると視野が広がります．

〔新規採用から2年目程度の職員〕

診療放射線技師として，基本的な知識・技術，社会人としての態度を身に付けることが必要な時期です．まずは挨拶をはじめとする礼儀や正しい言葉使いをしっかり身に付けましょう．患者さんには優しく丁寧に思いやりをもって接し，指導してくれる先輩職員への感謝の気持ちも忘れてはいけません．また，医療従事者として相応しい清潔感のある身だしなみや，自身の体調管理にも気を配る必要があります．

実際の業務ですが，まずは使用する装置をよく知ることが大切です．例えば装置ごとに決められた日常点検項目を正しく実施することで，その装置の機能や特徴を知ることができます．また，毎日くり返すことで不具合をいち早く発見できるようになります．

次に，先輩の指導の下，基本的な撮影ができるようになりましょう．装置の操作はもちろんのこと，例えば単純X線撮影では，一般的な胸腹部領域および自施設で依頼頻度の多い頭頸部領域，四肢領域のポジショニングができること，それぞれの撮影条件を適切に選択できること，さらによい画像のポイントが言えるなど，自分が撮影した画像の評価ができることなどが当面の目標です．そのうえで，部位（体厚）による電圧，電流，タイマー，撮影距離の違い，および焦点の違いを理解すること，撮影条件に合わせたグリッドを選択でき，使い方を理解していること，病室や手術室，救急初療室でポータブル装置による胸腹部の撮影ができること，なども求められています．

また，正常解剖や病気を正しく理解していることも重要です．異常所見がある場所の解剖学的名称をきちんと把握し，考えられる病名を思いつくことができれば，その所見をもっと診やすく描出する工夫が行えます．一通り教科書通りの撮影ができるようになったら，今度は患者さんごとに最適な撮影を行うことにチャレンジしてみてください．

組織の一員としては，先輩や上司の指導のもとに個人の職務目標を設定し，達成に向けて取り組めるようになりましょう．当直など単独で業務できるよう

になることも目標の一つといえます.

〔3年目から7年目程度の職員〕

　診療放射線技師として自分の業務を最後まで責任を持って実行し,業務ローテーションの一翼を担う必要があります.病院職員として自覚し,自律的に職務や目標設定を行います.そして後輩の育成支援を行う立場であることも忘れてはいけません.

　実際の業務については,指導なしで日常的に依頼される撮影をスムーズに実施できることはもちろんですが,めったにない特殊撮影や状態の悪い患者さんであっても,きちんと検査を行えるようにしましょう.手術室や救急初療室でポータブル撮影においては,どの部位であっても診断可能な画像を撮影できなければなりません.撮影条件についても,患者さんの体格や撮影環境に見合ったX線出力に調整する必要があります.さらに装置ごとの最適な撮影条件の指標(画像パラメータなど)や,画像処理の特性を理解して,低被ばくで高画質の画像を提供する必要があります.

　次に画像とポジショニングの関係をよく理解し,再現性の高いポジショニングができるようになりましょう.補助具などを上手に使いこなすことも大切です.そして再撮影が必要な画像からポジショニングの修正方法を提案できるようになれば,後輩の指導も任せられます.

　また,立体的な解剖を理解し,一般的な病気については典型的な画像所見を指摘できるようになりましょう.検査中にそのような所見を見つけた時は3D処理画像を追加するなど,医師が診断しやすい画像を作成してみてください.

　組織の一員としては,放射線科の運営方針や年間目標をよく理解したうえで,自らの職務目標を設定し,達成に向けて取り組めるようになりましょう.業務改善を提案することも目標の一つといえます.医療安全や感染防止対策についても組織のルールを守らなくてはなりません.

〔8年目から15年目程度の職員〕

　これまでの診療放射線技師としての経験から，後輩の見本となり自分の担当部署を管理できることが求められます．そのためには，自ら考え放射線業務を遂行できる（標準医療の担保ができる）力が必要です．チーム医療を推進するため，医師や他部署の職員とも連絡調整を行い，お互いに協力し合う関係を築けるコミュニケーション能力も身に付けましょう．

　日々の業務については現場の中核を担う職員ですので，検査目的を理解し，患者さんの容態に対応した撮影方法（ポジショニングなど）を選択して撮影できること，検査目的を理解し，医師へ適切な撮影法の提案や相談ができること，状況に適した撮影順，撮影速度に対応できることなど，これまで培ってきた高い専門性を発揮することが期待されています．

　また，装置ごとの画像処理の特性を深く理解し，必要なパラメータの変更ができる，ワークステーションを駆使したさまざまな画像処理を行える，さらに検査目的を理解し，医師へ適切な撮影法の提案や相談ができるようになりましょう．検査効率にも配慮し，検査待ち人数や緊急検査，患者さんの容態に適した工夫など，時間を意識した撮影ができることも大切です．

　そして，緊急処置を要する画像所見を指摘でき，読影の補助として医師へ報告できることはもちろんですが，OJTで後輩職員の読影能力向上に貢献し，放射線科全体のレベルアップに取り組む必要があります．そのためには自己啓発に積極的で，学会発表や専門認定資格の取得にも果敢に挑戦する意欲がポイントになります．

　組織的には，病院の課題を念頭に置きながら，独自の発想を持って能動的に業務改善を提案することができること，自分の担当職務で生じた事柄は自分の責任として解決にあたり，困難な業務に対しても最後まで職務を遂行する姿勢が問われています．経営感覚も兼ね備え，業務実績増加や患者サービス向上に前向きに取り組むことも重要な要素です．

〔15年目以上の職員〕

　担当業務のエキスパートとして専門知識・技術を活用し，広範囲の業務を任せられるとともに，リーダーシップを発揮して業務推進と進捗管理を行うこと

が期待されます．例えばモダリティの管理者として，人財育成や部署を管理できる能力も必要です．また，状況に応じて的確な判断を下し，上司を補佐する役割も求められます．

日々の業務については，患者さんの容態，緊急度を把握し，他検査との撮影優先度を判断するなどマネジメント業務の割合が増加します．装置ごとの画像処理の特性を理解し，医師の要望を画像に反映してルール化することや，機器更新の時には，撮影項目ごとのパラメータを構築しマニュアルを整備するなど科全体の運用に関わる業務を担うことも重要です．

職員の指導育成についても，部下のレベルや能力を把握し，特殊撮影のポジショニング指導ができること，装置ごとの特性を活かした撮影の指導ができること，撮影目的を考慮した適切な画像の指導ができることなど，自らの高いスキルを活かした柔軟な指導方法を身に付ける必要があります．部下がやる気を持てるような職場づくりも大切な役割の一つです．

また，業務を円滑に進めるうえでは他部署との協力連携が不可欠です．日頃から相手の業務を理解して，お互いに協力し合える良好な関係を築いておく必要があります．何か問題が生じた際には，積極的に解決策を提案して交渉する調整力も問われます．病院のチーム医療を推進するためには欠かせない人材といえます．

組織においては科の業務全般を掌握することで，組織目標を認識し，具体的な業務目標や課題設定を提案する立場になります．そして，業務の高度化，効率化を目指して効果的な取り組みを実践していく必要があります．また，経営感覚を身に付けることで，収入確保や経費節減に関する方策を打ち出すことも忘れてはいけません．

〔管理職を目指す人・技師長〕

組織運営を中長期的かつ，広い視野から分析して目標設定を行い，放射線科の部門統括，運営を担うことができる力が必要です．地域のニーズや病院の課題を受け止め，自身の豊富な経験や高い専門性を活かして適切な改善策を提示し，すみやかに解決へ導く行動力も問われます．また，病院の経営状況を理解し，放射線科内の生産性向上や診療報酬加算，施設基準の要件確保に努めなければなりません．装置の保守委託費や診療材料購入費などのコスト削減にも取

り組む必要があります.

　人財育成については，放射線科全体の業務内容に応じた年間指導計画を作成
し，部下の能力や性格を把握して適切な助言を行い，持てる能力を最大限発揮
できるよう指導することが求められます. また，職員個々の専門性向上に向け
て，学会発表や専門認定取得に向けた職場環境の整備も重要です.

　さらに，放射線科の代表として，自らが先頭に立ってさまざまな意思決定を
下さなくてはなりません. 医療安全や感染管理，コンプライアンスや防災対策
など，病院運営に欠かせない取り組みを率先し，職員に周知する役割も担い
ます.

（野原　賢，榎本健児，田部井照美，水上省一，佐藤　浩）

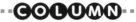

医療機器メーカー側の人"財"育成

　企業に限らず「人財の育成」は重要課題であると理解しつつも，正解が
見つけにくく，さらにはその効果判定が長期にわたるものであり，具体的
な手法についてまだまだ手探りの要素が強いと思われます. また組織や時
代・環境によって，その手法は変化していくものであるとも考えられま
す. ここではまず「ジンザイ」について，次いで勝ち続ける組織を構築・
維持していく人財育成の基本的な考えについて私見を述べます.

　「ジンザイ」とはもちろん「人間」を指す言葉ですが，すべての人が一般
的に言われる「人材」ではなく，位置づけはその価値によって分かれます.
まず「人罪」とは字の如く組織にとってマイナスな人・害をもたらす人の
ことです. また「人在」とは在籍してはいるけれど，まだまだ戦力には程
遠い人というイメージでしょうか？ さらに「人材」というと自分の給料分
はもちろん，会社の利益にも貢献し始める人です. 組織にとって人は宝で
す.「人財」という考え方もできます. 人財育成とは「在→材→財」とその
ステージを1ランク2ランクアップさせること，またその環境づくりにあ
ると思います. 良好な組織とは「在→材→財」のサイクルが根づいて運用
されている企業であると言えるでしょう.

　次に勝ち続ける組織（企業）における人財育成の基本的な考え方です.
組織にはさまざまな人が存在しその特性やスキルは千差万別です. 著者は

シンプルに「組織とその人財育成はラグビーである」と説明することがあります．一般的には筋骨隆々のプレイヤーはフォワード，スクラムを組み力でグイグイと前進して行きます．一方，ボールを回してグランドを縦横無尽に走り回りトライを決めるのがバックス，またその間に小兵でスクラムから出たボールを瞬時に展開していくのがスクラムハーフです．それ以外にも複数のポジションがあります．このようにラグビーというスポーツは同種のアスリートが集まりプレーするのではなく，異なる体型・特性を持つメンバーがその力を合わせて勝利という同じ目標に向かって進んでいきます．ちょうど組織が同じ目的の為に経験も能力も異なるさまざまな人が集まって活動していくのと同じようです．

　基本的にラグビーは手で前にいる選手にパスをしてはいけません．後ろにパスをしながらチーム全体として前進していきトライ（得点）を狙います．ボールを受けた選手は相手をできるだけ引きつけて前進し，より自分のチームに優位な状況を作り，自分の後ろにいる味方にパスを出すのです．これは組織（企業）にとって，あたかも経験豊富な先輩が後輩に指導をしながら組織として前進していくようです．まだ十分な実力を備えていない後輩の為にも自ら前進していくとともに，ボールを受けやすい状況でパスを出してあげられれば，チームにとっても後輩にとっても良い流れです．根底に流れるのは「育てる方」も「育てられる方」もお互いに相手のことをどれだけ感じて思いやることができるかです．「育てられる方」もいつしか「育てる方」に立場が変わります．その時に自分の受けたボール＝「仁」（人在りて我あり，他を思いやり，悲しむ心）を上手に後輩にパスできる人は正に「人財」と言えるのではないでしょうか？

　捕捉となりますが，ラグビーは手で前にボールを投げることはできませんが，キックで前にボールを進めることはルールとしてもOKです．ラグビーボールを頭の中でイメージしてみて下さい．あの楕円のボールをキックしたらどこに転がるか誰にも予測できません．ただし，時としてそのような選択をすることも勝つための重要な戦法です．ある種ギャンブルですがそれもまた組織運営とその人財育成にきわめて似た側面であると感じています．

（株式会社フラクタル　代表取締役　坂田隆史）

医療（患者）接遇とは何か

1. 一般的な接遇と医療（患者）接遇とは異なる

　接遇という言葉は一般社会でも医療の現場でも普通に使用されていますが，実は明確な定義がありそうでない言葉使いの状況といえます．広辞苑によれば，接遇の意味として「もてなし，接待，あしらい」としか記載されていません．通常の生活のなかでは理解できる十分な情報なのでしょうけれども，これではわれわれが所属する医療現場における日常の用語としての重要性を感じることが希薄になってしまいます．

　このたび，医療現場の状況を多面的に議論していくにあたり，医療（患者）接遇なる用語を定義しなければ，議論の質を担保していくためにも不都合でなりません．そこで，医療（患者）接遇とは患者さんとの単なる接触対応の方法ではなく，病院（hospital）の語源にも繋がるホスピタリティを起源とする医療現場特有な接遇と考えましょう．なぜなら，医療（患者）接遇で求められる優しさの意義を分解してみれば，「人の憂いを寄り添って受け止めることのできる人」と読解できないでしょうか．さらには仁愛も人に寄り添い愛情を注ぐことであり，いずれも無償の愛に繋がると理解できるからです．さらにもう一歩踏み込んで医療（患者）接遇では，「患者さんの病状・心理を含めたトータルな状況まで寄り添うものであり，患者さんの信頼を得て，患者さんに安心を与えるもの」と定義します．

2. 接遇力とAIやIT

　接遇力とディープラーニングの発展してきたAI（artificial intelligence）やIT（information technology）について考えることも必要です．AIでは，医療画像診断などでも大きな役割を果たしつつありますが，AIそのものは，「人が実現するさまざまな知覚や知性を人工的に再現するもの」「人間の知的行動の一部を，ソフトウェアなどを用いて人工的に再現したもの」という意味合いで一般的には理解されています．確かに人間の運転に代わり，すでにAIによる自動運転車も登場していますから，今後ますますAI技術が発展していけば人間で

はなくても，医療（患者）接遇もできるようになるのではないかという考えも
あります．

　しかし，現在のAIに人間の認識能力や常識，感情なども含めたすべてを理
解させられるわけではなく，どのようにして患者さんの信頼と安心を確保する
のでしょうか．AIは経験から学び新たな入力に順応して，人間が行うように
柔軟にタスクを実行しますが，人と人との関係性の重要性を考えれば，現状に
おいて医療（患者）接遇のためには，「何でもできるし，させてもよい」という
存在ではありません．

　コンピュータとネットワークを利用した技術の総称といえるIT（情報技術）
に代表される社会においては，「世の中のさまざまな場面において，伝統的な
やり方をコンピュータとネットワークで変えていく行為」を実現しようとして
います．いずれにしても，われわれがAIやITと共存しつつも，真の医療（患
者）接遇を人間が提供し，その質を向上させながらさらに拡充していくことに
変わりはありません．

　このような現実の状況を踏まえたうえで，接遇とよりよい医療サービスとの
関係を考え，医療（患者）接遇が医療現場の内外にどのような効果を生み出す
のかを熟慮しましょう．

　現代医療もサービス業に分類される以上，医療サービスを提供する際に，医
療従事者が正確な知識と技術に加えて，礼儀正しく自分の仕事に誇りをもって
勤務することは，患者さんにも共感してもらえることであるはずですし，人と
物ではなく，人と人とのコミュニケーションの重要性を再考する必要性があり
ます．

3. 医療（患者）接遇

　それでは，一般的にはどのような事項が，良好な医療（患者）接遇として求
められているのかを列記してみます．

1. 表情「穏やかな笑顔の表情」（安心感や親近感を与える）
2. 挨拶「しっかりとした挨拶」（自発的で明るい感じを与える）
3. 言葉使い「正しい言葉使い」（年齢性別に相応しい言葉使い）
4. 身だしなみ「清潔な身だしなみ」（清潔感と整った服装）
5. 態度「きびきびとした態度」（爽やかで品のある立ち居振舞い）

これらは医療従事者として，そして同時にプロフェッショナルとして発揮する「最低限の躾」ともいえます．まさに不可欠な接遇力といってもよい実装すべき項目です．

「穏やかな笑顔の表情」「しっかりとした挨拶」「正しい言葉使い」「清潔な身だしなみ」「きびきびとした態度」などの5項目が最低限の基本事項として医療（患者）接遇において普通に実践されるように求められています．くり返しますが，これは最低限の要素であり，これだけなら確かにAIにも実現可能なはずです．

人と人との医療（患者）接遇では，6番目の要素として最も重要なことは，患者さんに共感し，患者さんの憂いに心から寄り添うことができることです（真の優しさを発揮）．7番目には，患者さんに信頼してもらい，患者さんの自発的な治療を促す力を発揮してもらうことです（患者さんの自然治癒力発揮）．

われわれ医療従事者は職種は違っても，患者さんの治癒のお手伝いをしているだけです．謙虚であるべきです．なぜなら，治療の最後は，患者さん自身が自らの免疫力など自然治癒力を高めて回復するのですから．プレーヤーは患者さんであり，われわれ医療従事者はただの応援団にすぎません．このため，一般的な接遇力プラスαの医療（患者）接遇力の発揮を著者は推奨します．

4. 医療（患者）接遇の効果

現代においては，もしもこうした基本事項が身についておらず不十分な場合には，医療従事者と医療機関の評判が即座に一体となってマイナス評価される時代です．患者さんが医療機関を選ぶ時代ですから，もしも選ばれない医療機関になった場合にはどんどん衰退していくことにもなりかねません．接遇力の不足で場合によっては風評被害となり，社会の医療機関全体にも大きなダメージとして表れる状況も招きかねません．

また反対に，良好な医療（患者）接遇力を身に付けた医療従事者は，患者からの評判もよく，自らの通常業務に対するモチベーションがさらに高まるため，誇りと自信をもって医療サービスを提供し続けます．連鎖的に所属する医療機関自体の環境やサービスの質も向上していきます．そして何よりも患者さんにとっては，「心から寄り添ってくれる快適で円滑な医療サービス」を受けられる最大のメリットに富んでいるということに繋がります．

まとめてみると，医療（患者）接遇の善用は，医療従事者・医療機関・患者

の三方向に向けた相互のメリットが実現できる win/win/win ということです．良好な医療（患者）接遇の実際の効果が可視化できている事例は，医療現場にもたくさんありますので，事例から多くを学び取ることも重要です．

さらに医療（患者）接遇を向上させるよりよい医療サービスは，「患者に・医療従事者に・医療機関に・社会に」という視点から，どのような効果を生み出していくのかを以降においてQ＆Aなどを通じて検証していきたいと思います．

5. 実施策あれこれ

医療（患者）接遇の質的向上の実現のためには，毎日自然に出せるような具体的方法を列記してみます．①は例示ですが，②から⑩までは読者ご自身で検索してみてください．

① 医療現場の躾対策などで標語として注目すべき語呂合わせも重要です．

「あ」…… あかるく（明るくさわやかな挨拶をする）

「い」…… いつでも（いかなる状況でも挨拶は欠かさない）

「さ」…… 先に（他人からではなく自発的に挨拶をする）

「つ」…… 続ける（続けなければいい挨拶も意味がない）

② OJT：On-The-Job Training「職場内訓練」

③ Off-JT：Off-The-Job Training「職場外訓練」

④ OODA-loop トレーニング

  （O：observe，O：orient，D：decide，A：act）

⑤ Q＆A創作トレーニング

⑥ 医療接遇QA（quality assurance）/QC（quality control）の実施

⑦ アサーショントレーニング

⑧ SWOT分析

  （S：strength，W：weakness，O：opportunity，T：threat）

⑨ PDCA-cycle

  （P：plan，D：do，C：check，A：act）

⑩ BSC（Balanced Score Card）

以上のような手法を実施して評価し，さらに質的な向上を図っていくことに務めていただきたいと考えます．

（坂野康昌）

　患者さんの安全と安心を確保するためには，目に見える形での安全確保と，信頼を得るという形での安心確保が考えられます．このため可視化できる医療事故やその防止策を熟知することが重要です．

　残念ながら，未然に防止できずその後に訴訟にまで及んだ場合の状態の認識なども必要であり，良好な対応が求められています．

1. 医療事故と医療過誤

　医療安全確保のためには，院内での実質的な防止活動に加えて，波及してはならない事故・訴訟などにつき多面的な分析と検討をしていく必要があります．そこでまず，医療事故と医療過誤とが混同されている場合がありますので，まずこの違いから説明します．

　医療事故（medical accident）とは，医療に関係する場所で，医療のすべての過程において発生する人身事故一切を指しています．したがって，患者さんだけではなく，針刺し事故のような医療従事者が被害者である場合も医療事故となります．また医療行為と直接的な関係ではないにしても，患者さんが病床から転落したり，廊下で転倒した場合などの不可抗力な事故も広範囲に医療事故に含みます．この場合，一般的には医療従事者の過失の有無を問いませんが，内容としては過失が存在するものと，偶然や不可抗力によるものの両方が含まれます．

　一方，医療過誤（negligent adverse event, medical malpractice）は，一定の医療水準のもとでは，予期できたはずであることや，医療従事者が慎重にやれば避けることができたことなどから過失に基づくもののことをいいます．つまり，医療事故の発生の原因に，医療機関や医療従事者に過失があるもので，傷害と過失との間に因果関係（causal relationship）が存在するものを医療過誤といいます．因果関係とは，ある事実（原因）から他の事実が引き起こされた（結果）という関係のことです．

　医療過誤とは，医療事故のうち「医療サービスの実施過程において，医療従事者が患者に対しての業務上の注意義務を怠ったことにより，患者の生命・身

体に障害を与えること」と法律用語上は規定されており，ある医療行為を実施したことによる作為とある医療行為を実施しなかったことによる不作為とがあります．

2. インシデント・アクシデントレポート

医療事故防止の対策および改善策の一つとしてインシデント・アクシデントレポートが挙げられます．

インシデントとは誤った医療行為が実施される前に発見されたか，または誤った医療行為は実施されたが，結果として患者さんに影響を与えなかったものです．これに対してアクシデントとは，医療事故になってしまったものをいいます．

インシデント・アクシデントレポートの報告制度は多くの医療機関で取り入れられており，得られたインシデント情報から，アクシデントの発生原因の恐れがある背景要因を洗い出すことができます．これらを分析して評価することで，医療事故防止に繋げることを目的としています．

ここでさらに重要なことは，インシデント・アクシデントレポートを提出した個々の人が犯した事故を個人を追及したり責めることではなく，医療事故を未然に防止する体制を確立することが大目的なのですから，全員にレポート内容の周知徹底を図り，集計が終わり次第に留め置くことなく速やかにレポートを削除する必要があります．

3. 医療訴訟（医療過誤訴訟・医事関係訴訟）と刑事訴訟

医療訴訟とは不適切な医療行為から発生する患者の死亡・後遺障害発生などの結果について，因果関係を争って，さらにそのような結果に伴って発生した損害の有無および額が主要な争点となった民事訴訟のことです．医事関係訴訟，医療過誤訴訟とも呼ばれており，広義では，「業務上過失致死傷罪」の罪名に関連して，医療行為上の過失の刑事責任が問われる刑事訴訟の場合も含みます．

近年は審理期間が短く費用もあまりかからない裁判外紛争解決（alternative dispute resolution）が注目されています．頭文字をとって「ADR」といっています．医療裁判では患者さん側と医療側の双方に長期にわたって，精神的・金

銭的な負担を強いるため，医療裁判外紛争解決ADRの役割は裁判によらず，法的なトラブルを解決する仲裁，調停，あっせんなどさまざまな方法，手段を総称する言葉です．

また，裁判外紛争解決手続の利用の促進に関する法律では，「訴訟手続によらずに民事上の紛争の解決をしようとする当事者のため，公正な第三者が関与して，その解決を図る手続」というものとしています．

用語の簡潔な説明として，「仲裁」は，当事者の合意（仲裁合意）に基づいて，仲裁人で構成される仲裁廷が実案の内容を調べたうえで判断（仲裁判断）を示し，当事者がこれに従うべきこととなる手段です．「調停」「あっせん」とは，当事者の間を調停人，あっせん人が中立的な第三者として仲介し，トラブルの解決についての合意ができるように，話し合いや交渉を促進したり，利害を調整したりする手続です．

どちらにしても，これらの防止に取り組むこと，またはさらに防止することによって，大きなデメリットを回避することができるわけですから，重要事項として念頭に置きましょう．

4. 事故防止の効果

いったん医療事故が発生して医療訴訟に及んだ場合には，訴える側も訴えられた側も，時間的・費用的な面ばかりではなく，心身ともに過大な労力を背負うことになり大きな影響が発生します．

こうした悪影響を未然に回避できる良好な施策は事故を起こさないことですが，人間が行うことである以上は，ヒューマンエラーを回避することができません．

しかし，最小限にすることは可能ですから，日常業務のなかに先人の知識と対策を活用して，患者さんの信頼を確保できるように，よりよい患者サービスの実現を図りましょう．

（坂野康昌）

臨床実習に行く前に

1. 臨床実習の意義

1) 自己アピール
2) 国家試験に対するモチベーションアップ
3) 職業としての仕事内容を理解する
4) チーム医療を実践する

　著者が考える重要事項順に並べました．学生にとってのゴールは診療放射線技師国家試験の合格と就職です．その一つが臨床実習で叶うとなれば皆さんにとっての実習意義は大変大きなものになると考えます．それは就職です．従い1）の部分について多くを割いて記載します．皆さんの考えている実習感とは少し異なったものになると思います．

1) 自己アピール

　実習の成功と失敗では大きな差が出ます．実習期間，われわれ放射線部門の管理者（技師長）にとっては採用の機会と捉えて学生を見ています．就職試験時の15分程度の面接ではその人の本質を見抜けません．しかし，期間の長い臨床実習であれば，おのずと本質が見えてきます．人間性が穏やかだったり爽やかだったり，さらには積極性もあり向上心があるとなれば，それぞれのモダリティ実習担当者から「この実習生かなり優秀ですよ」と報告が上がります．すると卒業後は当施設に就職しませんかと声掛けをさせてもらいます．そのような学生が当施設には多く存在し，予想通りの活躍をしてくれています．

　また，施設間の横の繋がりも活用します．つまり管理者（技師長）同士さまざまな会で情報共有していますので，学生を推薦し合うこともありますし，就職面接で実習した施設を聞くことも多くあります．また実際に著者も実家の近くで就職を希望していた実習生を某私立大学病院に紹介した事例もあります．

　たかが実習されど実習，安易には考えず自分を磨くことを第一に考え，臨床

実習にのぞむことが重要です.

2）国家試験に対するモチベーション

　実際に診療放射線技師が患者さんを撮影する動作を間近にみて, 一連の撮影業務を卒業後に自分自身が行うことを認識し, 数年後には自分の天職となると感じとり, 国家試験を突破しようというモチベーションアップにつながります.

3）職業としての仕事内容を理解する

　座学や装置実験や実習では経験できない実際の患者さんを撮影することです. 患者さんは痛みがあったり寝たきりの状態などで, 教科書通りのポジショニングが取れないことが多くあります. 診療放射線技師が工夫をして教科書通りではないけれど, 患者さんにとって最良の画像を提供しています. 想定外は日常茶飯事です. 臨機応変に対応していることを学んでください.

4）チーム医療を実践する

　血管撮影, CT撮影などは多くの医療スタッフで検査が成り立っています. チーム医療とは自分の専門分野を最大限に発揮し, 他職種の方と連携をもって患者さん一人に対応することです. 特に血管撮影は連携しながら流れるように撮影が行われます. 実習ではチーム全員の動きや診療放射線技師の役目など広い視野を持って学んでください.

2. 臨床実習の準備

```
1）実習先の選択
2）身だしなみ
3）実習先の調査
4）OSCEの結果で自分の不得意な部分を補う
```

この項目も就職にポイントを置き重要事項順に解説します.

1）実習先の選択

　学生には実感はないと思いますが，将来就職希望の施設がある場合はその施設を実習先に選択し，前項臨床実習の意義の1）で記述したように実習することが最良であると考えます．また，地方の地元で就職したい場合も，地元の施設に事前に実習が可能かどうか確認して行うとよいと考えます．

2）身だしなみ

　患者さんは職員と実習生の区別がつかないので，身だしなみは施設の指示に従うようにしてください．特に男性の長髪や女性のヘアカラーは注意してください．

3）実習先の調査

　施設の形態や放射線装置の種類や台数などはインターネットで情報を多く得たほうが安心です．旅行先の情報を得ないで，旅行に行くようなものです．

4）OSCEの結果で自分の不得意な部分を補う

　実習前に行ったOSCEの結果を踏まえ，自分に不足していることを補ってから実習を行う．そのためのOSCEです．

　以上の内容に留意して臨床実習にのぞみ，さらに充実した臨床実習になることを期待しています．

（芳士戸治義）

プロローグ（書類選考時のシーン）

　本年度，8名の募集に31通の履歴書が届いた．

　技師長が「役職者で書類選考して，面接・試験に呼ぶ人数を15名に絞ってもらいたいんだけど」との依頼が出された．たしかに応募者を全員呼んで，面接・試験を行ったら途方もない時間が掛かってしまう．役職者4名で履歴書を並べ，検討会を始める．

　まずは，優先する内容を決定する．大学院卒は診療放射線技師資格をすでに取得しているので，優先度が高い．また大きな施設では外国籍患者も増えて来ていることで，外国語の検定取得級位，TOEICやTOEFLスコアなども優先度が高い．次に医学物理士，放射線取扱主任者一種などの保有資格となる．優先内容で23名中，約6名程度の方が履歴書選考を通過して行く．残りの9名を選考しなければならない．

　「この人，国立からの応募ですけど，履歴書にアピールがほとんど書かれてないので，どうしますか？」「アピールでの点数がつけられないならアピール点は零点として対応するしかないよ」成績もよく，出身校も申し分ないのだが，履歴書があまりにもお粗末であれば，書類選考から外さざるを得ない．

　「この二人，履歴書採点，同じ点数ですがどちらの方を優先しますか」「顔写真は，こちらの方が，柔和で優しそうだね」

　3分間写真で撮られた写真は，写真屋で撮られた写真と違い，若干のピンボケ，照明の明るさの差など，圧倒的に写真屋のほうがよい表情となる．自分のデジカメ，スマホなどとの差は，歴然となるように思える．本人確認程度と思われている学生も多いように思えるが，患者相手の接遇が大切な医療現場では顔の表情は重要度が高く，写真の表情がよい方は優先度が上がる．年間何百万円も稼ぐ職業に応募しているのに，なぜ写真代をケチるのか？ときどき不思議に思う．

　女性の主任が「この人，成績は普通ですけど，4年間同じ店でアルバイトを続けて，スポーツクラブにも入っています．留年しないで頑張って来られて凄

くないですか」「ほんとだ，成績もさほど悪くないね！ 頑張り屋さんみたいだから選考に入れとくよ」

　履歴書は，応募してきた方の学生時代の頑張りが読み取れる．履歴書の印象は面接時にも面接側の先入観として残る．ぜひ採用したいと思われる内容をアピールしていくことが大切に思える．

　面接・試験のスタートラインに立つには履歴書は学校の知名度，成績だけではなくいかに自分を上手にアピールできるように履歴書を書くか？ が重要に思える．

――――――――――――――――――――― **とある大学病院での履歴書選考時のつぶやき**

▶ 状況説明

　新卒者における医療専門職の採用試験の選考基準としては，まず国家試験に合格する可能性が高い力を有していることが前提条件であり，さらに面接審査などの評価が加わり，最終決定されている施設が多いと思われます．

　施設によってはグループ系列職員の一括採用を行っており，履歴書判定→入職テスト＆性格診断＆小論文→面接→健康診断→採用の流れとなるケースがあります．

　入職テストにおいては，一般知識から専門知識まで幅広い分野が含まれる場合もあり，一般的な知識・常識の評価とともに，専門試験で国家試験合格のための学力の評価も行います．

　履歴書判定の評価項目として，年齢なども含まれる場合があり，留年は減点の対象となる可能性があり得ますので要注意です．一方，修士・博士，医学物理士，放射線取扱主任者の保有資格などは加点が予想されます．

▶ 対応方法・考え方

　面接審査においては，複数の面接官で審査する場合，同じ評価基準を共有することで，担当面接官の主観的な評価をなるべく避けることができ，採用基準を設けることにより「候補者を公平に評価すること」に繋がります．面接時は「仕事への熱意」「向上心」「主体性」「協調性」「誠実性」を評価できる質問を行うことがポイントになりますが，新卒者の採用面接時の自己アピールには，クラブ活動，アルバイト，ボランティアなどの項目について，次のような内容をま

とめておくことで面接がスムーズに進みます.

　仕事をなし遂げる行動特性や思考傾向（活躍する可能性が高い）として

・現状解決力＝現状把握して倫理的に結論を導き出す力
・達成行動力＝自分の考え方に自身を持って結果にコミットする力
・自己管理能力＝想定外のことがあっても対応できる力
・人間関係構築力＝チームで共有し，win-winの関係を築く力

　その他の項目で，チームワーク，リーダーシップ，コミュニケーション，意思決定，状況認識，疲労への対処，ストレスマネジメントなどの言葉も入れることで，ノンテクニカルスキルを構成する要素に繋がります.

　中途採用者の採用基準は，求めるスキルが提示されている場合が多く，Best/Betterの項目に分けての採用基準の順位が高くなります．例えば，放射線治療室の新規立ち上げを例にした場合，Best項目は放射線治療専門放射線技師，放射線治療品質管理士，医学物理士などの有資格，Better項目としては放射線治療経験5年以上など，Best，Betterが何個以上と設定することで，採用基準が曖昧にならず判断することができます.

（平山雅敏，山崎富雄，吉村保幸，宮野良介）

面接時は，緊張のあまり，自己アピールなどを暗記に頼った説明になりがちですが，会話のキャッチボールを楽しむ準備をした構成を考えましょう.

プロローグ（面接の実施研修のシーン）

　今日は面接授業の実施研修がある．今日の生徒は初めての実施研修となるが，事前準備はやってきただろうか？　スムーズに進められればよいが……

　その生徒は軽くノックを3回したあと，いきなり扉を開けた．

　「必ず中からの返答を待ってから扉を開けるように」ドアを静かに閉めてから，面接官のほうを向いてお辞儀をする．

　「そこはできているね，あまり深々とお辞儀をしなくてもいいよ」．

　椅子の横まで来て，学校名学部学科，氏名を名乗り「よろしくお願いします」と挨拶し，そのまま着席した．

　「着席は面接官に勧められてから座ること，座るときは『失礼します』と一言付け加えるように」

　「当院を志望した動機を聞かせてください」少しの間があり，上を見上げるしぐさをしたあと「貴院の病院理念に共感し，志望いたしました」と返答．明らかに記憶を手繰りよせて思い出して話した様子．

　「ここでは間を置かず，すっと話してほしいですね．また，ただ『共感した』と話すだけでなく，その理念のもと自分が何を行いたいかと話を繋げていくことが重要です」

　「大学時代に勉強以外で力をいれたことはありますか」

　「1年のころからフットサルクラブに所属し，3年時には部長を務めさせていただきました」急に大きな声ではきはきと答えだした．

　「はきはきと答えることはとてもいいですね．ただ，サークル活動を経て何を学び，今後の職場にどのように貢献できるかと繋げたほうがいいですね．特に病院業務ではチーム医療が重要なファクターとなり得ますので，それを連想させるように主張しましょう．質問に答えるときは質問者の目を見て話し，俯いたり視線をはずしたりしないように」

「本日は以上となります」

勢いよく立ちあがり，「ありがとうございました」と言い，そのまま退出した．

「お礼の挨拶は椅子に座ったままでいいです．また，退出時にはドアの前で面接官に向かって『失礼します』と挨拶をしてから静かに出ましょう」

▌ 対応方法・考え方

一般企業の面接は，何の業種を選択したかに始まり営業や経理などいくつかの選択枝がありますが，医療系においては職種が限定されているため，採用側はその医療職の適正に的を絞った選考をすることになります．医療系業種においては学内実習，臨床実習を基に病院の正職員としての意識・心構えなどの判断を読み解くことが面接の中心となります．さらに，チーム医療が重要視されている昨今ではコミュニケーションスキルが求められ，採用選考時に重要視する要素となります．ただ「コミュニケーションスキルがある」だけでは説得力に欠けてしまうため，日々の生活のなかでさまざまな方々と関わる際に自らの「コミュニケーションスキル」を知り，そしてコミュニケーションに重要な「聴く力」・「伝える力」・「読み解く力」を学び続けられる力を身に付ける必要があります．

面接準備

医療職にとって清潔感のなさは評価を下げる要因となるため，失礼のない服装・身だしなみなどの準備はもとより，面接の形態を確認しその対応への心構えも含めて準備します．以下が留意すべき点です．

＊姿勢・マナー・言葉使い

内面的なものが優れていても，これらの欠落は大きく評価を下げ得ることなので，あらかじめ身に付けておきます．

＊あなたの長所と短所について

案外自分の長所を認識していない学生も少なくありません．友達に聞いてみてもよいし，面接練習の際に示唆してあげることもよいでしょう．

＊医療系業種を目指した動機

　祖父母をはじめとしたご家族の病気や，自身の怪我や病気のための検査をきっかけとしたケースが多いですが，きっかけだけで終わらず，どの点に魅力を感じて自分の一生の仕事として考える根拠としたか？に繋げることも必要です．

＊当院への志望動機

　選考への鍵になる重要な質問です．病院のHP，パンフレットなどから調べたことを用いて，「その点に共感した」で終わらず，その環境で自分が何を行いたいかと繋げることが重要と考えます．他の学生と何が違うかの主張にもなります．

　最後に，大切なことは自己アピールを強くできたからよいとは限りません．面接官の質問に対して「何を話したか」ではなく，面接官に「自身の心から出る言葉で何を伝えることができたか」が重要です．また，面接指導を行う際に思うこととして，就職すればよいとは思わない．医療業界に入ったのち，将来的にこの業界に対して能力的にも技術的にもまた人間的にもよい影響をもたらすようになってほしいと願います．

（菱木　清，内山喜代志，田中　功）

良好な職場のために
1. 良好な人間関係の維持

プロローグ（コミュニケーションエラーのシーン）

　新人技師（以下：A）は，入職して3ヵ月，初めてのカンファレンスを2ヵ月後に行うことになりました．技師長は，先輩技師（以下：B）にAのカンファレンス資料作成の指導を依頼しました．

　1ヵ月後，Aは作成した資料をBに確認してもらうため，土曜日の夕方に「一生懸命，資料を作りました．確認，お願いします」とメールし，受け取ったBは，「新人が頑張って初めて作った資料だから休日だけど確認してあげよう」と思い，確認すると「うーん．教えてあげたように全然できていないなぁ．上手く伝わらなかったのかなぁ」と思い，丁寧に赤色文字で修正コメントを入れて「水曜日までに修正し，提出してください」と返信しました．メールでの確認を2回ほどくり返し，3回目の修正依頼のメールがBから届きました．

　それを見たAは，「毎日遅くまで残って頑張っているのに，なんで何回も直させるの？　よい資料ができているのにどうして先輩は直すの？　私はこれで十分だと思う．発表日も近いし，技師長にも提出しなければならないし，もう直さないでこのまま提出しよう」と思い，Bに「私の作った資料はもう十分発表できる内容です．発表日も近いし，直す必要はありません．このまま技師長に提出します」とメールしました．

　メールを見たBは「はぁ！？　新人のくせになにを言ってるの？　全然できてないじゃない．こんな内容では技師長に提出できるレベルじゃないよ」と思い，「あなたねぇ，先輩があなたの発表がよいものになるようにと思って，休日に自分の時間を使って修正してあげているのに，先輩に対して失礼じゃない？　私は3年目，あなたは新人，先輩のいうことを聞くのは当然でしょう．どうしていうことを聞けないの．いい加減にしてよね」と直接言いました．

（技師長のつぶやき）

　指導を受ける側と指導する側，それぞれ自己主張が強いんだよな．もっと思いやりの心をもって，相手の立場を考えて発言することができればよかったのに．

状況説明

　カンファレンスは，放射線技術部内で火曜日から金曜日の4日間，毎日午前に実施しています．カンファレンスを実施する目的は，知識，技術の習得さらに発表の仕方，資料の作り方，質問の受け方などを習得するためです．また，指導者には資料のまとめ方，指導方法などを習得してもらうことが目的です．著者の施設では，新人教育にプリセプター，プリセプティーシップを取り入れています．カンファレンスの作成は，もととなる原案をプリセプターが指導し，プリセプターの指導のもと作成したカンファレンスを各部門責任者が最終確認を行い発表する流れです．今回AとBはプリセプターとプリセプティーの関係でした．技師長は，BがAの日常業務はもちろんのこと，社会生活まで相談に乗っていることを知っていたため，カンファレンス資料作成の指導とサポートをBに依頼しました．また，技師長はBが行ってきた今までのカンファレンスをみて，資料作成の指導とサポートができると判断しました．

対応方法・考え方

　今回のAとBにおけるそれぞれの行動，発言，主張を見ると，両者に共通していえることは，「相手のことがみえていない」ということです．Aは土曜日の夕方にメールで確認依頼を行っていますが，休日にお願いするならば，「お休み中に申し訳ございません」という気遣いの一言が大切だと思います．次にBの「自分の時間を使って修正してあげているのに，先輩に対して失礼じゃない？　私は3年目，あなたは新人，先輩のいうことを聞くのは当然でしょう」この発言でBの心がみえました．「みてあげている」という気持ちが先に立ち，Aができない理由が自分の指導方法に原因があるのではないかといった謙虚な気持ちが見られないため，コミュニケーションエラーが発生したものと思われます．また，Aの「Bは何度も何度も修正させます．私はもう修正の必要はないと思います」の一言からいえることは，なぜ修正するのだろうか，という説明をBがしっかりとAに説明することなく，一方的に修正の指示を出していることもコミュニケーションエラーが発生したものと考えられます．修正ポイントをしっかり説明し，修正後の表現がより分かりやすい表現になっていることを一緒に確認することが大切です．

（佐藤久弥，崔　昌五）

プロローグ（研修中のとある新人技師の悩み）

　私は今年入職した新人技師です．入職後は一般撮影の業務に携わり，患者呼び入れ，検査説明，ポジショニング，検査後案内など，患者接遇のスキルと撮影技術を習得しました．今月から始まったCT検査の研修では，初めて操作するCT装置，インジェクター，およびワークステーションなど難しそうな装置が多く，不安な気持ちでいっぱいです．また，医師または看護師との関わりなど，これまで経験が少なかったため，コミュニケーションが上手にできるか心配です．

　私の病院では，特定の先輩ではなく複数の先輩から指導を受けます．そのため諸先輩の教育方法はさまざまで，新人のレベルに合わせてゆっくりと丁寧に教えてくれる先輩や，一つ質問すると関連した質問が数倍になって自分に返ってくる熱い先輩など，多種多様の先輩から多くのことを学んでいます．

　しかし，なかには「こんなことも知らないのか！」「勉強が足りないぞ！」など高圧的な発言をする先輩もいます．一生懸命教えてもらえるのは大変ありがたいのですが，正直ちょっと苦手なタイプです．新人は先輩を選べないので困っています．このような関係を修復・改善する方法はありますか？　こんなとき，どうすればいいのでしょうか？

▶ 対応方法・考え方

　あなたのこれまでの人生経験から「人間関係の修復・改善は難しい」と感じているのではないでしょうか．一度悪化した関係を改善するには，莫大なエネルギーを要することがあります．

　結論からいうと，このケースの場合は，相手を変えることは困難です．このケースのような高圧的なタイプの人間は，他人から注意されても改善しないことが多いと思われます．よって，他人を変えるのではなく自分を変えることをお勧めします．具体的には，自分の気持ちをコントロールすることが必要とな

ります．コントロールの一つとして，人間関係の立場における「視点」を変えることで状況が変わることがあります．

　一般的な「教育の視点」でとらえた場合，先輩は教育する立場であり，新人は教育を受ける立場です．今回のケースでは，「先輩が私（新人）の将来のためを思って厳しく指導している」と捉えれば関係性が成立します．このような「教育の視点」は，新人にとっては受け身であり，人間関係を改善するのは難しい状況です．

　そこで，受け身ではなく「評価の視点」に変えてみてはいかがでしょうか．例えば，新人のあなたが先輩を評価する視点で捉えた場合，教育者としての先輩はどのような評価になりますか？　また，理想の技師像として尊敬に値する人格者でしょうか？　高圧的な態度をとるような先輩は，おそらく高い評価は得られないと思います．

　新人にとって今回のCT検査の研修のように新しい業務の場では，教育を受ける立場であると同時に，自分にとって理想の技師像を構築する時間でもあります．一方，先輩にとって新人教育の場は，教育する立場であると同時に，技術的にも人間性においても新人の手本となる行動を取らなくてはなりません．

　新人にとって一年目から数年間は，今後の人生設計をするうえでの大切な時間です．新人の頃の経験や知識が，数年後に少なからず影響をもたらすといえます．

　実際の医療現場では，さまざまなタイプの技師が働いています．そのなかから，新人の視点で尊敬に値する先輩を見つけ出し，知識や技術はもちろんのこと人間性も学んで，あなた自身が尊敬される技師になっていただくことを期待しています．

　新人にとってストレスを感じるような指導方法は，教育とはいえません．精神的につらいと感じる場合は，早い段階で上司に相談することをお勧めします．

　また，人事課などの主管課が新人に対してアンケート調査や聞き取り調査を実施している病院もあります．この結果は，当然のことながら所属長にフィードバックされるので新人生活で困ったことがあれば，外部の組織を活用することも可能です．

　診療放射線技師が働く医療現場では，多くの職種がチームで活動します．そ

こで大切なのは，良好な人間関係です．職場の良好な人間関係を維持するために，あなた自身の人間力向上に取り組むことを期待します．

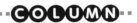 ポイント

・「他人」は変えられないが「自分」は変えられる！
・自分の気持ちをコントロールする．
・複数の「視点」から物事を捉える．
・ストレスに感じる場合はほかの先輩や技師長など第三者に相談する．

（平川英滋，馬場康史）

COLUMN

職場の人間関係の修復・改善

　時間をかけ努力して構築した良好な人間関係も一瞬で崩れてしまうことが残念ながら現実には多々あります．それが自身の100％過失や責任による場合には潔く「謝罪」するしかありません．今の時代は企業のトップや政治家など要職に就いて有能とされる有名人でもマスコミなどの報道を見る限り，この「謝罪」ができない人が多いように感じています．「信頼を築くには日々の積み重ねが必要ですが，それを失うのは一瞬であり，かつ修復をするのはゼロから信頼を築くよりはるかに大変である」ことをまずは肝に銘じて行動することが大切です．ただし，一般的にはどちらかに100％の過失や責任がある場合はまれであり，人間関係が崩れる時には双方お互いに言い分がある場合がほとんどです．また最悪なケースの例では，誤解により悪化した関係がさらにその人間関係を悪化させてしまうような場合も挙げられます．それは「人間が感情のある生き物」であることに起因するからだと考えられます．

　職場で悪化してしまった人間関係の修復・改善の解決策は，極論すればたったひとつしかないと考えています．それは「仕事で結果を出し続けること」のみです．「職場」とは読んで字のごとく「仕事をする働く場所」です．そこに集合する人を結びつけている（縛り付ける）のは「仕事」です．2013年，甲子園に初出場・初優勝した群馬県前橋育英高校の監督である荒井直

樹氏は「結果より経過が大切だ．そうはいっても，結果がでないうちは
その経過を評価されることはない．」『「当たり前」の積み重ねが，本物に
なる』（カンゼン刊）と述べています．何かのきっかけでボタンを掛け違
えてしまいトラブルになったり，誤解が生じて関係が悪化した場合に小
手先だけの繕いを施そうとすればするほどさらに迷路迷宮に入り込んで
しまいます．時間はかかるかもしれませんが，じっとこらえて人間関係
だけを改善修復するような手法は取らない方が結果として近道・早道だ
と思います．結果を出し続けることは並大抵のことではありませんし，
出し続けたところで直ぐに解決さる訳ではありません．焦らず腐らず
です．

　一方で，きわめて矛盾するようで恐縮ですが，「人は自分が期待する
ほど，自分を見ていてはくれないが，がっかりするほど見ていなくはな
い」（「絶望しきって死ぬために，今を熱狂して生きる」講談社＋α文庫幻
冬舎）代表取締役社長・見城徹）という言葉にも，私自身は共感するのと
同時に強く実感・経験しています．一生懸命に努力しても結果が出ずに
諦めたくなることもあるでしょう．あるいはこれだけやっても認めても
らえず依然として人間関係も修復改善されないと腐ってしまいたくもな
ると思います．ただ，真摯に真剣に立ち向かうあなたのその行動は必ず
や誰かの目に留まっていることでしょう．同じ職場の人であるとは限り
ません．まったく無関係と思われるところから，偶然に天使や女神が現
れることも多いものです．ただ，偶然は準備していた人だけにやってく
る必然的な特権のようなものです．まずは結果が出るまで頑張ってみま
しょう．そして結果が出なくても頑張ってみましょう．突然，結果の代
わりに天使や女神が出てくるかもしれません．途中でやめてしまったら
そこでゲームセット，万事休す，です．

　もしも一度悪化（不幸にも）した関係を修復や改善ができれば，それは
以前にも増して強固で良好な「絆」となるはずです．「雨降って地固まる」
のごとく，プラスに転換していきましょう．1日24時間，睡眠時間を8
時間と仮定すると，起きている時間のほぼ半分は職場で過ごすのが一般
的です．感情ある人間が気持ち良く職場で仕事ができる関係は，自身の
残りのプライベートの8時間の生活や睡眠に対しても大きくプラスに作
用すると思います．

（坂田隆史）

プロローグ（入職したての女性技師のつぶやき）

　はじめての就職．アルバイトの時はお金が貰えるから残業を頑張ったけど，就職したら何に気を付けたらよいのだろう．「労働基準法」「働き方改革」「安全衛生法」とか何となく聞いたことがあるけど，休み時間はちゃんともらえるのかな？　有給休暇は取りやすいのかな？　産休・育休は取りやすいのかな？針刺し事故を起こしたら怒られるのかな？　自分らしく働くために知っておくべきことはどんなことだろう．

▶ 状況説明

　診療放射線技師として働く場の多くは，病院やクリニックになります．各年代，各施設で考え方の違いはありますが，慣例だからと仕事をするのが一番よくありません．職場環境改善には就業規則や労働基準法などの法律を少し理解しておくことが大切です．

　これから就職する方にとって職場に若い世代が多いほど，コミュニケーションが取りやすく働きやすい環境といえるでしょう．近年，女性技師が増えていますので出産・育児休暇の取得がしやすく，復帰も温かく迎えてくれる環境であればよりよい職場といえます．

▶ 対応方法・考え方

　病院での業務は，おおまかに分けると一般撮影（単純X線検査，透視検査，マンモグラフィなど），CT検査，MRI検査，RI検査，放射線治療があります．各モダリティに認定資格を取得した技師がいることが理想ですが，教育担当者を配置し研究や学会活動を行うことで，ゼネラリスト・スペシャリストの育成が可能となります．

　女性技師は乳がん検査・治療において大変重要な役割を果たしており，今後需要が増えてくると考えます（女性活躍推進法）．マンモグラフィ認定資格取

得者を職場で優遇するなど，これからは必要になるのかもしれません．

　病院の支出割合で人件費が50％程度になるといわれていますが，最低限の職員を確保することは働きがいのある職場環境を整えるために非常に重要な要素です．働く環境がよければストレスが軽減され，仕事と生活の調和（ライフ・ワーク・バランス）がよくなり，仕事に生きがいを感じることができます．環境が整えば最大のパフォーマンスを発揮することができ，診療科との信頼関係が深まり，チーム医療を構築することができます．横の繋がりを作ることができれば，病院全体の職場環境改善にもつながります．

　「労働基準法」は労働者の生存権を保証するために，労働賃金，労働時間，年次有給休暇，災害補償，就業規則などの労働条件の基準を定める法律です．正社員に限らず，有期契約者，アルバイトにも同様に適用されます．その中でも，サブロク（36）協定（労働基準法36条）は，時間外労働や休日労働について定められ，残業は月45時間，年間360時間以上させてはいけないと明記されています（例外：特別条項）．6時間以上の労働に対して休憩を取得させることが決められ，労働時間が8時間を超える場合は少なくとも60分の休憩が必須です．忙しい時は30分の休憩を2回に分けて取得させる変則休憩も可能です．半日勤務や土曜日など4時間勤務の場合，6時間以下の勤務なので休憩時間はありません．

　「働き方改革」では，有給休暇を年間10日以上付与された労働者には，最低年5日間の年休を取得させることが義務付けられました．年休を取りやすい雰囲気を作ることが大切です．

　「育児休業法」では産休は誰でも取得でき，育休は一定の要件を満たせば申し出ることで取得できます．産前休業は出産予定日の6週間前，産後休業は出産翌日から8週間は就業できません（特例あり）．育休は1年以上雇用され，子供の1歳の誕生日以降も雇用されることが見込まれるなどさまざまな条件を満たす必要があります．産後休業に続けて育休を取得する場合は，出産前に申し出をする必要があります．

　「労働安全衛生法」では，労働者が50人を超えたら衛生管理者の選任，産業医の選任，安全衛生委員会の設置が義務づけられます．定期健康診断，ストレスチェックなど従業員の健康管理と労働災害について再発防止や事故後のフォローアップなど管理してくれます．

ポイント

・一人で悩むのは禁物，職場（放射線科以外でも）でのコミュニケーションが大切です．風通しのよい職場環境をみんなで作りましょう．
・各事業場で10人以上の労働者がいる場合，雇用主は「就業規則」を作成し所轄の労働基準監督署に届出をしなければなりません（労働基準法89条）．必ず内容を確認しましょう．

（小美野高志，平山雅敏，垣副裕子）

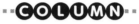

職場の良好な人間関係の維持

　「仕事の悩み」というものの多くは「仕事の【人間関係に起因する】悩み」です．誰も皆，仕事をしている限りずっとついて回る問題であり，まずは「あなた」だけが抱えている問題ではないことをはじめにお伝えしておきます．

　ここでひとつ想像してみてください．自分が話しかけやすい人・近づきやすい人はどんな人でしょうか？　真っ先に頭に浮かぶのは「笑った人」ではないでしょうか？　人間関係で大切な第一歩は「笑顔」です．そんな簡単なことと思われるかもしれませんが，ぜひとも騙されたと思って強く意識して実践してみてください．アメリカの牧師・著名作家のデール・カーネギー氏も"笑顔は1ドルの元手もいらないが，百万ドルの価値を生み出す"と，その代表的な著作の中で述べています．

　ただし，現実的には笑顔だけでは良好な人間関係を構築・維持していくことは困難です．やはりそこには年齢の上下に関係なく「お互いに尊敬し尊敬される絆」が必要であると感じています．人はそれぞれ生まれ育った環境が異なります．それを踏まえたうえで，公平な環境下で，よい意味で競争をして相互に相手を認め合うことで，「尊敬の絆」が芽生えていくと

思います．良好な人間関係を構築していくにはこの実際の仕事力が礎となります．ではここで視点を変えて「診療放射線技師の職場」という立ち位置で考えてみましょう．するとこの資格を保有していることのみでは強みにならないのは誰しも理解されるでしょう，そう皆全員同じ資格を持っているからです．その中で自分を表現するには「何かイチバン」を作ることが大切です．例えばCT撮影ついては最も詳しい，医療情報システムには誰にも負けないとか，仕事以外であっても皆が「オッ」と思う趣味などプライベートでもまったく問題ありません．また今は解散したSMAPの「世界に一つだけの花」の歌詞には「そうさ　僕らも世界に一つだけの花　一人一人違う種を持つ　その花を咲かせることだけに　一生懸命になればいい　小さい花や大きな花　一つとして同じものはないから　No.1にならなくてもいい　もともと特別なOnly one」とあります．ここでいう「イチバン」とはNo.1でもonly oneでもよいのです．例えば「診療放射線技師」の資格に加えて別の関連する資格，あるいはonly oneを目指すなら関連しない資格を取得することで自身の座る特別な椅子を確保する近道となるでしょう．

　最後に，良好な人間関係を維持していくことは生涯通じて皆の課題です．いつも「笑顔」で尊敬できる「あの人」も同様に日々悩んでいます．その意味では「あなた」だけが特別の存在ではないのをぜひとも覚えておいてください．

（坂田隆史）

プロローグ（女性が長く働ける環境への悩み）

　業務終了後，5年目の若手女性技師に話しかけられた．「私，本年度で辞め
ようと思っています」．特別仕事ができるわけではないが，明るく気が付く性
格柄，患者，先生方の評判が非常によい技師だ．「何か問題があったの？」と尋
ねると，一般企業に就職したいとの話だし，そこそこの企業から内定を貰って
いるとのこと．そういえば昼休みなど簿記検定，秘書検定の本を読んでいるの
を見かけたように思える．5年前当医院に就職した当初は，「結婚，出産して
も辞めずに頑張ります」と言っていた明るい笑顔が思い出される．当医院は診
療放射線技師50名程度の地元では大きな施設となっている．本年度も若い技
師が数名辞めていく．20代の女性技師が3名，男性技師が1名と定年退職と
なる技師が1名，計5名が当医院を去っていく．それぞれ若いうちに，色々な
ことにチャレンジしていくことは素晴らしいと思える一方，なぜ5年も務めら
れた職場を去ってしまうのか？　大きな病院に就職するのは決して低い倍率で
もなく，臨床実習で自分の将来を決めて入職するために頑張ってきたのではな
いだろうか？

　役職者会議で話し合ってみた．「今年も4名の若い技師が辞めてしまう．う
ちの職場環境，何か悪い所があるのではないだろうか？」．年齢の高い役職者
が「女性が辞めるのは仕方ないんじゃないの」．女性の役職者が「今後の医療施
設では女性放射線技師の需要が高まっています．女性が働きやすい環境，出産
後も戻って来られる環境が大切と思われます」．確かにそうだ．診療放射線技
師は人を相手にする．女性の診療放射線技師は一定数必ず必要だ．今までは診
療放射線技師の職場は男性主体と思われて，女性技師のことはあまり考えられ
ていなかったように思える．女性が働きやすい職場環境を構築していくことは
非常に重要だ！　女性が長く務められる職場環境は絶対に男性技師にとっても
働きやすい環境のはずだ．年齢の高い技師，若い技師，女性技師が楽しく長く
働ける環境構築は大変かもしれないが，1歩ずつ進めて行くことが大切に思
える．

状況説明

　放射線を使用する現場では被ばくがあり，また可動式X線撮影（ポータブル撮影）などの力仕事で，かつては男性の職場という強いイメージがありました．

　現在の医療現場における女性診療放射線技師の割合は3割程度と増えてきています．患者さんとの接遇にあたり女性のきめ細かな対応，また乳腺撮影，超音波検査などにおいても女性技師を求める声がさらに大きくなってきています．例えば米国の病院では7割が女性技師で技師長も女性という施設も珍しくありません．アジアのタイでも同様の割合となっており，優秀な女性が医療，優秀な男性はIT企業を目指しているようです．日本でも診療放射線技師の職場は男性主体から女性が活躍できる場へと変わってきており，女性が働きやすい職場環境の再構築が必要となっています．

対応方法・考え方

　女性の診療放射線技師が働きやすい職場環境にするためには
・職場環境をよい方向へ向けていく対応
・出産，育児休暇の対応
・女性の役職者の起用
と大きく3つの課題が挙げられます．

　職場環境を良好に保つためには，技師一人ひとりの意見をよく聞くことから始めるのが重要となります．年に1回以上面談を行い，どのような業務を行いたいか？　目標とする資格取得，研究などがあるのか？　現在の業務に満足しているのか？　改善して欲しい内容はあるのか？　さらに人間関係の悩み事に至るまでよく話を聞く機会を作ります．とても難しいことですが，一人ひとりのパフォーマンスを最大限に発揮でき満足できる職場環境を構築できるように努力することがとても重要です．

　出産・育児休暇では自分がいなくなってしまうことで職場の皆に迷惑を掛けてしまう，1年以上の休暇のため現場の変化，業務を忘れてしまう，体力への不安など，本人に多くのプレッシャーを与えてしまいます．休暇中の職場での対応，復帰した場合の業務内容を事前に知らせる，または職場復帰のためのマニュアルを構築する，何より定期的にメールなどで連絡し不安を払拭させて，

出産後も戻ってきやすい職場である認識を持ってもらうことが大切です．

さらに適正評価によって男性技師と同等の評価が与えられ，女性技師でも責任者や役職者への昇進が行われることも重要です．

(平山雅敏，小美野高志，垣副裕子)

 女性が働きやすい職場にするには，悩まずに勇気をもって上司などに意見を話す機会を自分から作ることも大切となります．

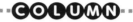

「運・鈍・根」

　人生は，七転び八起です．運は，潮時があります．失敗や挫折に挫けることなく，ますますやる気を燃やして頑張っていくうちに「運」にめぐり会うのです．「運」は自分の力ではどうしようもないが，人生「生き方しだい」で運を呼び寄せ掴み取ることができるのです．呼び込む「運」の一つに，「人との出会い」があります．出会いは一番の宝物です．

　「鈍」は努力で，コツコツと積み上げて行くものです．すばしっこくないが，図太く粘り強く生きる．第一流の人物の特徴は，馬鹿正直でごまかさない．力の自覚，才ある者は才に溺れてはいけない．仕事は本気でやること．才を持った「鈍」であれ．

　「根」は続ける力．根気が続くこと．力が続くこと．へたばらないこと．困難を打ち破る戦闘的・闘争的な力．戦闘力を持った根．ファイト．

　伊藤雅俊(セブン&アイ・ホールディングス名誉会長)も古河財閥の祖，古河市兵衛も「運・鈍・根」，三つの『ん』が人生成功の三要素だといっています．しかし「運・鈍・根」をゲームのツキのようにとらえるのは間違いです．

　「運」は，環境に対する適応を指すものでしょう．恵まれた環境にあっても，それを生かすことができなければ，「運」を活用できません．

「鈍」は，利口すぎては，成功しないことを指していると思います．目端を利かせすぎるのは，長い目で見て成功につながらず，むしろ失敗することが多いのです．商売に成功しているのは意外に不器用な生き方しかできない人です．と伊藤名誉会長は書いています．

「根」は，お客様から信頼されるまで，根気よく努力することです．これは言うに易く実行するのは大変難しい．お客様から信頼されるまでには，長い時間がかかります．

人間関係を円滑にするためには，相互の信頼がなければならない．その基礎になるのが誠実です．誠実とは嘘のない行為であり，責任を持った行為です．誠実のあるところに信用が生まれ，信用のあるところに信頼が育ちます．

ひとつの嘘もない商売を続け，自分の商売に責任を持つ．それを長く続けてお客様の信用を得る．さらに信用を損なわない商売を守ってはじめてお客様に信頼していただけるというわけです．だから，信頼を得るには長い時間がかかります．半面信頼を失うのは，あっという間です．誠実であることは，誇張も派手さも必要ありません．むしろ自己犠牲的で，損をした感じがするかもしれません．お客様もこれくらいは，大目に見てくださるだろうなどと考えるのは，とんでもない心得違いです．

人生の成功には，「運・鈍・根」の三つが必用，そして「あきない」は飽きてはいけないということだと，私は中学時代より教えを受けました．また人間関係をつくる成功の秘訣は，先輩・友人・後輩との人間関係は同じだと感じ，運気を高め目標・目的に向かって愚直に粘り強くやること．三つの『ん』は，まさに商人の本質，人生を生きていく羅針盤ではないでしょうか．

あらためて読者の皆さんへ「運・鈍・根」の言葉を送ります．

（株式会社鯨屋 代表取締役　加藤更生三）

参考文献
1)「ひらがなで考える商い」(伊藤雅俊著・日経BP社)
2) 運鈍根の教えは「鈍根運の教え」(小林博重著)
3) 古河市兵衛(「画報 日本近代の歴史から」三省堂)

プロローグ（とある入職３年目の技師の悩み）

　私は，入職３年目の技師です．これまでに一般撮影部門とCT撮影部門を
ローテーションして，２ヵ月前からMRI撮影部門に配属されました．学生の頃
からMRIは専門用語も原理も難しくて苦手意識がありました．実際にMRIの
業務を始めてみると，想像していた以上に大変なことばかりで，毎日がとても
慌ただしく過ぎていきます．

　なかでも大変なのが，CTとは違うMRI独自のシーケンスや撮像パラメータ
がたくさんあって理解できないことです．そのためルーチン検査をただ単にこ
なすだけで，患者さんによってや病変に応じてシーケンスを調整して最適化す
るなんてまったくできていません．

　そのうえMRIでは，撮像技術だけでなく体内金属の確認や持ち物の確認な
ど医療安全に関する知識も必要です．この知識がとても重要なことは理解でき
るのですが，ほかのモダリティに比べて圧倒的に覚えることが多過ぎて正直今
までで一番困っています．

　最近起こしてしまった失敗は，MRAの画像で小脳に外耳の折り返しアーチ
ファクトが発生しているのに気が付かず検査を終了し，読影した放射線科医師
からの指摘で発覚したことです．そのままだと小脳出血と間違ってしまう画像
を提出していました．また別の日には，駐車場のチケットを患者さんのポケッ
トに入ったまま検査してしまい，事務での再発行をお願いする事態を起こしま
した．患者さんの「持ち物は全部出したからもうない」という言葉を鵜呑みし
たのが失敗でした．毎日，何か失敗しないかヒヤヒヤしながら仕事していま
す．

　このような状態のため先日MRIの係長から，他の職種のみんなが居る前で
大きな声で怒られました．「また失敗したの」「仕事を覚えるのが遅いし，ちゃ
んとできていない」「今のままじゃ，他の人のように休みを取るとせっかく覚え
た仕事を忘れるよ」などと強い口調で注意されました．それからは，簡単な頭
部検査だけを担当するように言われていて他の検査は見ているだけです．また

MRIでは役に立たないので，毎日CT部門で残業をするようにと指示されていて17時からCT業務を手伝っています．自分自身の能力不足が招いた結果だととても反省していますが，係長の信頼を取り戻さない限りMRI検査を教えてもらえないし，上達もしないのでとても焦っています．このままだと同期だけでなく後輩にも抜かれてしまいそうです．

　この間，このことを先輩の技師に相談してみたら「それはあなたに対するパワハラだよ」と言われました．私はパワハラを受けていたのですか？

▶ 状況説明

　この係長は，後輩の成長を思っての指導だったかもしれません．しかし，その言動や対応は適切だったとはいえません．成長を目的にした指導であれば高圧的にならないように，そして言葉やタイミングを選んでその理由や意図をしっかり説明することが必要です．

　大勢の前での叱責，定型で容易な仕事だけを指示しそれ以外は見学としたこと，また異なる部門の時間外業務を毎日命じるなど係長の行為は業務上の合理性はなく，明らかにパワーハラスメント（パワハラ）と考えられます．

▶ 対応方法・考え方

　職場のパワハラとは同じ職場で働く者に対して，職務上の地位や人間関係などの職場内での優位性を背景に，業務の適正な範囲を超えて精神的・身体的苦痛を与えるまたは職場環境を悪化させる行為をいいます．

　職場は，私たちが人生の中で多くの時間を過ごす場所です．その職場でパワハラを受けることで，人格を傷つけられ，仕事への意欲をなくし，結果的に心の健康を害されることにつながります．さらには休職や退職に追い込まれることさえあります．また周囲の人たちがパワハラの事実を知ることで，仕事への意欲が低下し，職場全体の生産性にも悪影響を及ぼす可能性もあります．つまり，パワハラは個人の問題ではなく職場全体の問題といえます．

　被害者の立場としては，苦痛に耐えるのではなく，早めに上司や管理者に相談することが大切です．もし同じ職場内で訴えにくければ，病院内の窓口へメールや電話で相談することも考えられます．そして精神的なダメージを受け

る前に，信頼できる友人や同僚そして家族に打ち明けてみましょう．きっと解決につながる糸口が見つかるはずです．

▶ パワハラ的な言動と行動

・部下を人前で罵倒し大声で命令するなど，見せしめにする言動を行う．
・自分の責任を棚上げして部下に責任をなすりつける．
・過大な要求，過小な要求をする．
・部下の意見に傾聴せず，部下に仕事上必要な情報や助言などを与えない．
・必要もないのに故意にやり直しを何度も命じる．
・人格を否定するような発言，配置転換や退職を要求する．

（堀江朋彦，長谷川隆幸，渡辺一廣，村上克己）

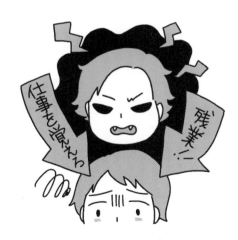

プロローグ（セクハラに関するアンケートに取組んでみると…）

　技師長から「放射線部の全スタッフにセクシャルハラスメント（以下，セクハラという）に関するアンケート調査を行いたいので取りまとめて欲しい」との依頼がありました．セクハラのアンケート調査をしなさいと言われてもよくわからないので，まずは法律を確認してみると，ハラスメントにはさまざまな法規制があり，セクハラは男女雇用機会均等法によって規制されていることを知りました．さらに厚生労働省のホームページを見るとセクハラ対策のパンフレットを見つけ，その中にアンケート例があったのでこれを骨子にアンケート作成に取組みました．

　アンケート結果の集約作業は私を含めた役職者5名で始めました．

　セクハラに当たると思う内容は，人によって随分と考えが違うようで，「容姿やプロポーションについてあれこれ言う」「肩，手，髪に触る」「性的な冗談を言う」などは多くの人がセクハラに当たると思っているようです．「『結婚はまだか』『子どもはまだか』と尋ねる」これもセクハラになるかもしれません．私自身も気を付けないといけないと改めて反省させられました．

　実際にセクハラを受けたことがあると回答した人もいました．さすがに「身体に触られた」や「性的関係を強要された」の項目に該当者がいなかったのはよかったですが，少し緊張する内容です．それでもやはり「性的な冗談」「食事にしつこく誘われた」などの事例は実際にあるようです．また相談相手は家族や友人がほとんどであり，職場の上司や同僚へは相談をしていないと答えています．

　「セクハラを防止するために策定した方針を知っていますか」の項目はほとんどが知らないと答えています．そういえば私自身も詳しくは知らなかったので，調査してみることにしました．当院には「ハラスメント防止に関する規程」が存在しましたが，私自身は初めて見ました．ほとんどのスタッフがこれを知らないということは，当然ながら相談する窓口がどこかもわからないですよね．これはきちんと対策を検討したほうがよいと思いました．

　男女雇用機会均等法改正により事業主は，職場におけるセクハラ防止のために労働者からの相談に応じ，適切に対応するために必要な体制を整備するなどの措置を講じる義務があります．この防止措置の対象は，女性に対するセクハラだけでなく，男性に対するセクハラ，同性に対するセクハラ，そして，LGBT に対するセクハラも含まれます．

　また，労働者がハラスメントを相談したことなどを理由として，事業主が労働者に対して不利益な取り扱いをすることも禁止されています．さらに是正勧告を受けても事業主が従わない場合には，その企業名が公表されることがあります．

　いずれの場合でも，労働者が自施設においてセクハラ対策として相談窓口や対策などがどのように規定され運用されているかを認識するべきであり，事業主もそれらを周知・啓発することに取り組まなければいけません．自分自身ではセクハラに当てはまらない，と思っていても相手がどのように感じるかで状況は変わってきます．知らなかった，にならないための種々の認識が大切です．

▌ 対処方法・考え方

　セクハラと捉えられる言動には，対価型と環境型に大別されます．

　対価型のセクハラとは，職場の地位や役職を利用し，労働者の意に反する性的な言動への対応が原因で，解雇，降格，減給などの不利益が与えられるケースを指します．例えば，飲みに誘ったが断られたので昇任候補者から除外する，などが当てはまります．

　環境型のセクハラとは，労働者の意に反する性的な言動により，就業環境を不快にさせ，就業する上で見過ごせない程に支障が出るケースです．また，環境型は視覚型，発言型，身体接触型の3つに分類されます．例えば「結婚願望について尋ねる」「女性に過去の恋愛体験を聞く」などの行為は近年立派な発言型のセクハラとなってしまいます．以前はこのような言動は問題視されることはほとんどなかったので，単にコミュニケーションの中での話題に過ぎないと考える年輩層も多かったのです．しかしながら悪気はなかった場合であって

も，ある日突然訴えられるケースが増えています．

　環境型のセクハラは，女性から男性に対して行われることもあります．「男のくせに○○をしない」といった発言や複数の女性スタッフが男性スタッフの容姿を評価する行為も成立します．環境型のセクハラの重大な問題は，「どこまでがセクハラで，どこまでがそうではないのか」という境界が曖昧な点です．セクハラ対策では，

1. 相手が嫌がっていないように見えても勘違いしない．内心は不快に感じているかもしれないと考える．
2. 当人同士は平気でも，周りの者が不快に感じているかもしれないと考える．

という2点が大切です．

　性的な発言・行動は絶対にしない，そうすることでセクハラは必ず防ぐことができるのです．

(琴浦規子，石浦基文，久保田裕一，南部秀和)

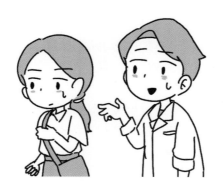

プロローグ（とある日常業務中でのひとコマ）

［前日］

　新米技師Aさんは朝から軽い頭痛を感じながらも，何とか勤務をこなしていました．すると同期入職のBさんから「今日の業務が長引きそうだけど，用事があって残業できないから，代わってもらえない？」と言われました．Aさんは一瞬困りましたが「同期の頼みだし，仕方ない」と引き受けることにしました．

　ところがBさんがAさんをよく見てみると……

B「あれ？　顔色悪いよ！　ダメなら主任に言って代わりをお願いするけど」

A「うん，ちょっと．でも大丈夫だから……」

B「ホントに大丈夫？」

A「同期の頼みだし，大丈夫だよ．気力で乗り切れるよ」

［翌日の朝］

B「C先輩，昨日Aが体調悪そうだったのに残業を代わってもらったんです．案の定，今日は休みたいって私にメールが来たのですが，どうすればよいですか？」

C「うちの病院では，連絡できるなら技師長に直接電話してお伺いするんだよ」

B「わかりました．Aに伝えます」

しばらくしてAさんは技師長へ電話しました．

A「おはようございます，Aです．大変申し訳ありませんが，昨日から体調を崩しておりまして，お休みをいただけませんでしょうか？」

技師長「そうか，昨日は何も聞いてなかったけれど，熱はあるのか？」

A「微熱があります．早めに近隣の病院を受診して，インフルエンザの検査をしたいと思います．陰性でもその後は静養に当てたいと思っています」

技師長「わかった，検査結果が出たら一応報告して．ゆっくり休んで，お大事に」

A「ありがとうございます．そうさせていただきます．」

（技師長のつぶやき）

　あれ？　昨日Aさんは残業していたのに，体調については何も聞いていなかったな．今日の業務はひとり欠員だが，何とか配置を組んで乗り切ろう！

　おっと，微熱があるって言っていたな，みんなの体調も確認しよう．

▶ 状況説明

　新米技師Aさんは同期技師Bさんから残業を頼まれ，体調の不良を感じていましたが，残業をすることになり，翌日の勤務に影響が出てしまいました．Aさんの体調不良に気付いていましたが，Bさんは管理者へ報告しませんでした．またふたりとも体調不良で欠勤する場合の連絡方法を把握していません．

▶ 対応方法・考え方

1. 体調不良の際は休みましょう

　頑張る姿勢をアピールできるのかもしれませんが，体調不良で無理に出勤しても，仕事がはかどらなかったり周囲に感染させてしまったりと，よい結果は望めません．上司から「帰ったほうがいい」と諭されることもあるでしょう．体調不良ではあるものの「このくらいなら大丈夫」と出勤した結果，症状が悪化して休みが長引くことはよくありません．

　仕事に早く復帰するためには，症状が軽いうちに休んで治すことが重要です．軽い病気ならば寝ているだけでも回復するかもしれません．しかしインフルエンザや，麻疹・風疹など，集団感染を避けたい病気は多々あります．われわれは医療現場で働く場合がほとんどです．まずは「自分の体調不良が何の病気によるものなのか」「職場へ出勤しても問題ないか」を自己判断せずに，できるだけ受診して確認しましょう．また普段からの体調管理が重要なことは言うまでもありません．

2. 体調不良で欠勤する連絡を入れるときのポイント

・欠勤の連絡はできる限り早くする

　　体調不良で休む際には，できるだけ早く連絡を入れることが大切です．自分の欠勤によって代わりに人員配置をしたりする必要があることを忘れてはいけません．

・部署の責任者に電話で連絡する

　　欠勤の連絡は，基本的には責任者に直接電話をして伝えたほうがよいで
しょう．メールなどでの連絡は，責任者が勤務時間までに内容確認できない
可能性もあるため，避けたほうがよいです．ただし職場によってはメールや
LINEなどを指定している場合もあります．

・症状を事前に相談するのも可

　　体調の状態によっては，出勤してもよいのか悩んでしまう場合もありま
す．例えば咳は出るがほかに症状がない場合です．自分で出勤すべきかの判
断が難しい場合は，症状を責任者に伝え，その状態で出勤してもよいかを相
談しましょう．

考えてみましょう！

・自分自身の体調管理や業務管理ができていますか？

・同僚の体調などの観察ができていますか？

・技師長や現場管理者はメンバーの体調や業務進捗状況を把握できていま
すか？

・あなたの施設では体調不良者出現時のリソースマネジメント体制がありま
すか？

・職場全体で相互に観察する体制，相談しやすい風土を構築していますか？

・急な都合で休む必要は誰にでも起こります．普段から協力していれば，いざ
という時にみんなが協力してくれます．

（大河原伸弘，森　寿一）

各 論

各 論 1

診療放射線業務でのノンテクニカルスキル Plus

各 論 2

臨床実習・病院内外でのノンテクニカルスキル Plus

想定事例 1

受付や待合で文句ばかり言ったり，興奮したりしている患者さんへの接し方がわかりません．

シチュエーション

　患者さん「予約時間より30分も遅れて始まったのに，20分くらいって聞いていた検査に40分もかかって，おかげで人との待ち合わせに間に合わなくなったじゃないか．なぜこんなに時間がかかったのか，きちんと説明してくれ」

　受付「申し訳ありません．本日は大変混みあっておりまして．ただいま担当を呼んでまいりますので，しばらくお待ちください」

　憤慨する患者さんに対応する受付．病院でときどきみられる光景です．緊急の患者さんに対応したり，予定にないスキャンを追加したりと現場は一生懸命やっているにもかかわらず，わかってもらえず辛いところです．

　このようにほかの患者さんが大勢いる待合や受付で文句を言ったり興奮して大騒ぎしたりする患者さんに対しては，いったいどのように対応すればよいのでしょうか？

対応方法・考え方

　病院に来ている患者さんは，当然ですが病気や怪我を抱えているため万全な状態ではありません．健康な時と比べて精神的に余裕がない場合がほとんどですから，不安な気持ちが高まってしまったり，些細なことにも我慢ができなかったりして，受付や待合で苦情を言ってしまう場合があります．直接治療や検査をしてもらう医師や技師，看護師には言いにくくても，いつも優しく対応してくれる受付の女性事務職員には白衣を着ていないというだけで，気持ち的にも言いやすいというのもあるかもしれません．

　いずれにしてもこのような患者さんの場合，まずはしっかりと相手の話を聴いてあげることが大事です．もし患者さんが興奮しているようなら，

周囲のこともあるので場所を変えて聴いてあげてください．ほとんどの患者さんは言いたいことをいって一言謝罪の言葉を聴けば，気が済みます．ですから相手の話を決して遮ることなく最後まで聴いて，話が終ったら謝罪するなり説明するようにしてください．

　しかし，それでもおさまらないとか明らかにこちらに落ち度があって患者さんに不利益が生じて憤慨しているような場合は，病院としての姿勢・責任を示すという意味においても直接上司から謝罪してもらうほうが効果的です．

☑本事例の要点

　患者対応は，どんな患者さんに対しても毅然とした態度で接することが大切です．文句を言ってくる患者さんに対しては，最後まで話を聴いたうえできちんと説明し，こちらに非がある場合は謝罪してください．

　しかし，患者さんが興奮して収まらず暴言を吐いたり手に負えなかったりするような場合は，無理に自分ひとりで対応しようとしないで躊躇せず周りにいる仲間や上司，病院によっては渉外対策担当や警備担当を呼んで複数で対応してください．当然ですが，難癖をつけて何か理不尽な要求や金銭的な要求などをしてくる相手に対しては，すぐに上司や渉外対策担当を呼んで対応してもらってください．

（村上克己）

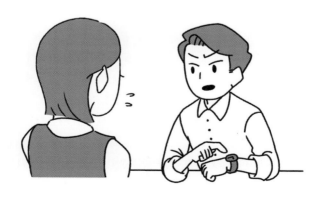

2 患者さんに「まるでセクハラだ」と言われてしまった．

シチュエーション

　　入職6ヵ月の新人女性技師です．最近ようやく単純X線撮影の担当を任されるようになり，整形外科依頼で40代男性患者さんの股関節正面撮影を担当しました．患者さんを検査室に案内し，患者照合・基本的な確認や注意事項を説明して，検査着に着替えていただきました．

　　撮影のため撮影寝台に仰臥位となっていただき，大転子の位置からX線中心位置を同定しようと，左右の大転子近傍を触知しました．体格のよい患者さんで大転子の判別がきわめて困難，大転子近傍を何度か触知しているうちに，男性患者さんが突然「何回触ったら気が済むのだ．最初は我慢していたが，ベタベタと体を触られてまるでセクハラだ」と憤慨されました．

　　「申し訳ありません．少しお待ちください」と伝えその場を離れ上司へ報告しました．上司は直ちに患者さんに謝罪し，あらためて検査概要の説明を行い，患者さんのご了解のもと上司が撮影を引き継ぎ，事なきを得ました．

対応方法・考え方

　　本事例は，撮影担当者による身体への接触に対する不快感を「まるでセクハラ」と表現されての訴えと考えられます．対面診療を主とする放射線診療では，質の高い画像情報を提供するうえで，患者さんからの協力が不可欠です．

　　撮影担当者は，検査前に患者さんへ適切な検査説明を行い，診療への同意を得るプロセスを経て信頼関係を築き，身体への接触が「不必要な接触」と誤解されないように努めることが重要です．また，診療時に身体への接触が必要な際は，「少し押さえますね」などの声掛けにより了解を得ること，

接触回数を最小限に止めることもきわめて重要です．これら患者さんへの配慮は，私たち診療放射線技師が職能として具有すべき技術と考えます．

☑本事例の要点

「まるでセクハラ」と表現された訴えは，「不必要な接触を受けた」と読み替え軽微な事例と捉えず，ご施設のコンプライアンスに則った適正な解決を図る必要があります．あわせて，男性患者が女性撮影担当者に不快感をあらわにされたことに対し，セクハラ（不必要な接触）が女性だけでなく男性に対しても成立する人権侵害であることを理解し，患者さんの権利に十分配慮する必要があります．また，上司の介在により事例が収束した経緯から，実務経験年数によるコミュニケーション技術格差を補完するため，研修や検査説明・作業手順の標準化（関係学会等のガイドラインを参考）などの施策を講ずる必要があると考えます．

この事例に限らず，患者さんとの信頼関係を醸成することは，質の高い画像情報を提供するための診療放射線技師の重要な技量の一つです．そのため，より的確に伝えられるコミュニケーション技術の向上に努める必要があります．

（石浦基文）

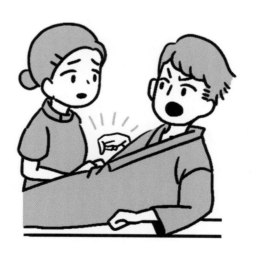

3 女性技師の対応なら，女性患者さんに検査着を着てもらわなくてもいいの？

シチュエーション

　一般撮影担当の女性技師です．著者の施設では，一般撮影の際着替えが必要な患者さんには上下別のズボンタイプの検査着を貸し出しています．

　今回，整形外科外来患者さん（80代女性）の両股関節正面・軸位の依頼があり撮影室に呼び入れると，歩行補助カートを使用しており歩行も簡単ではない様子でした．衣服を確認すると，ファスナー付きズボンを着用していたため脱衣が必要でした．股関節軸位の撮影は足を椅子の上に持ち上げて足を広げた体勢をとります．（ズボンの脱着が大変そう，でもズボンを脱ぎ下着姿であの体勢はさすがに嫌よね）と考え，ズボンを脱いで検査着に履き替えてほしいことを伝えました．患者さんは「ズボンの脱ぎ着が大変なのよね」とおっしゃったので，着替え時の介助を求めているのだなと感じ，「お手伝いします」と声をかけ，時間がかかりながらも着替えの介助し撮影を終わらせ，診察に行かれました．

　後日，患者さんから女性の技師だったから必要ないのに無理矢理わざわざ検査着を着させられた．着替えは大変だと言ったのに辛かった，という内容の苦情が整形外科にあった旨，説明を受けました．

　私の対応は間違っていたのでしょうか？　どのような対応をすればよかったか教えてください．

対応方法・考え方

　一般撮影では金属やプラスチック類，またものにはよりますがトレーナーの厚みのあるプリント，貼付薬，カイロなど写りそうなものは撮影範囲から除去して撮影することが基本です．着替えについては，脱衣が必要な場合は理由を患者さん（場合によっては付き添いの方）に説明することは大切で，それを怠ると思わぬトラブルになりかねません．

今回はあなたの考え（下着では恥ずかしいだろう）・気遣い（着替えの介助をしよう）が結果的に患者さんにとってはよいこととなりませんでした．患者さんの様子を観察し自ら判断することも必要ですが，選択肢を提示しつつ進めることで解決できたと考えられます．今回のようなケース以外にも，着替えに関わる苦情を想定してみます．

○同性技師の対応でも薄着では恥ずかしいのに検査着を貸してくれなかった．

○はじめは同性技師の対応だったため下着でもよいと言ったが，途中から異性の技師に代わったのでびっくりした．

　患者さんの着替えについては，施設側の環境・患者さん側の状態などによりケースバイケースで対応せざるを得ないため，日ごろから対応力を身に付けるよう意識し，想定の枠を超えるようなトラブルが発生した場合の対処方法も合わせて検討し，部署内で共有しておくことが重要です．

☑本事例の要点

　今回の事例では，患者さんが女性同士なのだし下着姿のままでよかった，という気持ちを汲み取れなかったことで起きました．コミュニケーションがまったく取れていなかった訳ではないですが，一方向的なコミュニケーションになったことで思い込んでしまったと考えます．仮に双方向のコミュニケーションができていれば，防げていたかもしれません．

　撮影方法や機器操作などのスキル（テクニカルスキル）を身に付けることはもちろん大切です．それと同様に，患者さんとの会話からその意向を正しく認識し，患者さんとの合意を得るためのスキル（ノンテクニカルスキル）も身に付けられるよう頑張ってください．

（星川　恵，日向伸哉）

4 小児撮影で子どもが言うことをきいてくれません.

シチュエーション

　小児科より3歳男児の胸部と腹部のX線撮影の依頼がありました. 特別な依頼コメントがなかったため, 担当技師は通常の撮影準備をして男児の呼び入れを行いました.

　男児は母親に連れられて不安そうに撮影室に入室してきましたが, 見知らぬ医療職と見慣れない環境に一層不安が増したようで今にも泣きだしそうです.

　担当技師より母親へ「胸とお腹のレントゲンを撮影します. ボタンや金具のないようにお手伝いをお願いできますか」と説明したところ, 男児は後退りしてしまいました. 母親は男児に優しく「大丈夫だから」「痛くないから」と声掛けしましたが, 男児は「イヤだ」と言って母親にすがり付いています. このままでは撮影できそうにありません.

対応方法・考え方

　多くの子どもにとって, 病院で受ける検査や処置は経験が少なく, 非日常の体験です. そのため不安や恐怖から拒む・泣く・暴れるなどの反応を示し, 安全に検査や処置を行うことが難しい場合があります. 子どもの年齢・発達度・理解力・過去の経験などにより対応はさまざまですが, 子どもが自身の置かれた状況を知り, 少しでも不安や恐怖が緩和されることにより, 子どもからの協力を得られるかもしれません.

　今回の事例では, 担当技師は入室時に男児の不安感・緊張感を察知できていたようです. 母親に対する説明と協力依頼がありましたが, 検査を受ける男児に向けたコミュニケーションも取れていればよかったでしょう. 男児は撮影機器や技師の存在だけでも恐怖に感じていること思われます. 積極的にコミュニケーションを取り, どのようなものを使う, どのような

ことをする，痛くはない，動かないでいてほしいなどの情報を伝え，さらに心の準備の時間をとってあげることにより，頑張る気持ちが湧いてくる可能性があります．もし理解が得られ撮影にたどり着けた場合には，上手くできている，次は何をする，あとどのくらいで終わるなどの情報を伝え，撮影が終了した際には，その頑張りを認めて褒めてあげるとよいでしょう．

☑本事例の要点

　検査を安全に短時間で確実に実施するためには，親だけでなく被検者である子ども本人へ説明して，不安や恐怖を緩和してあげてください．

　不安や恐怖が緩むということは，幼いながらも心の準備ができるということです．少し時間を取ってあげてください．

　撮影することができたならば，その頑張りを認めて親とともに褒めてあげてください．褒めることにより子どもは自信をつけることも多く，次の機会に協力が得られます．

（林　盛人）

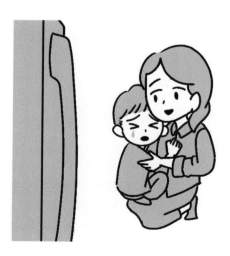

5 撮影の前に「妊娠していますが，大丈夫ですか？」と聞かれてしまった．

シチュエーション

　撮影にも慣れてきた入職6ヵ月の技師です．午前中の患者待合室が混雑した頃，いつものように胸部単純撮影の女性患者さんを検査室に呼び入れ撮影をしようとしました．そのとき，「妊娠していますが，大丈夫ですか？」と思いつめた表情で質問されました．即座に，「わずかな線量ですので，まったく心配する必要はありません」と答え，すぐに撮影に移ろうとしました．その様子を見ていた先輩技師に，「妊婦の放射線検査でいつものような対応ではだめだよ」と指摘を受けました．先輩は患者さんと共に別室に移動しました．

　その後対応した先輩に聞いたところ，依頼医師より検査の必要性および放射線に関する身体的影響の説明を受け同意したものの，手術といわれ気が動転し，頭が真っ白になってしまったそうです．検査直前になり胎児への影響について不安が増し質問に至ったことを聞きました．その後，依頼医師が再度説明したところ，女性患者さんが放射線被ばくについて詳しい説明が聞きたいと要望があり，被ばく相談の経験を積んだ先輩が説明した結果，安心して検査を受けることができたと聞きました．

　今回，どのような対応が適切であったか教えてください．

対応方法・考え方

　時間に追われ忙しい撮影業務ですが，不安を抱いている患者の訴えについて真摯に対応する必要があります．今回は，特に胎児への影響への不安であるため，個室などのプライバシーに配慮した場所で，時間を掛けて傾聴する必要があります．放射線検査を依頼する医師は，検査の必要性と放射線のリスクを考慮し患者への同意（行為の正当化）が必要です．特に，胎児への影響は慎重に説明する必要があります．もし，それが不十分で

あった場合には，再度説明を行うことも考えなければいけません．妊娠中の患者さんへの説明は，妊娠時期を確認した後，胎児線量の推計値を用いた説明が求められます．

今回の事例では，胎児の放射線に関する身体的影響を考慮するには，明らかに到達しない被ばく線量です．患者には，胸部撮影の最大線量となる組織・臓器は背中側の皮膚表面であり，それより深部かつ照射野外の子宮部においては，はるかに低いことを伝え安心感を与えます．その際，自施設の被ばく線量の推計値を提示し低線量で影響がないことを示す資料を基に説明するとよいでしょう．例えば，自然放射線の高い地域での発がん，遺伝的影響，健康影響についての調査でも有意な影響は確認されていない事実を伝えることは効果的です．このように日頃より詳しい説明ができる資料，自施設の被ばく線量の把握，被ばく相談の訓練は欠かせません．自施設の被ばく線量は自施設の防護の最適化がしっかり行われていることが大前提となります．

☑本事例の要点

今回の事例では，忙しいという理由で患者さんの訴えについて十分に傾聴せず，形式的な対応をしたことが問題です．特に今回は胎児に対する放射線の身体的影響に不安があり，慎重に対処すべき事例でした．撮影業務に従事する技師は，放射線に関する身体的影響について熟知しておく必要があります．特に胎児に影響を及ぼす領域については整理しシミュレーションしておくことが重要です．最後に放射線検査への誤解による堕胎があってはならないので，十分に納得していただけるまで正確な情報を分かりやすい言葉で説明する必要があります．

(圓谷明男)

6 患者さんに「死ぬかもしれないの？」と聞かれてしまった．どうする？

シチュエーション

　病院の仕事に慣れてきて，患者さんの対応にも自信が出てきたところです．患者さんとの会話でも自然に接することができるようになり，患者さんから「どんな検査なの？」「ここが痛いんです！」など，お話を持ち掛けられることも増えてきました．

　今日はCT検査の担当です．検査室に案内し検査や造影剤に関する説明・問診を行っていました．すると突然，ある患者さんから「私，死ぬかもしれないの？」と深刻そうに尋ねられました．とっさのことで答えに詰まってしまいました．

　こんなとき，どのように対応すべきでしょうか？

対応方法・考え方

　われわれ診療放射線技師が実施する業務として求められているものに「放射線検査等に関する説明・相談を行うこと」が明記されていることはご存知でしょうか．私達が検査の説明をし，検査の相談を受け，安心して検査を受けてもらうことは責務となります．また患者さんに寄り添った説明・相談を行い，医療に対する不安を取り払うことは安心して治療を受けてもらうことに繋がるとお考えください．

　本題になりますが，「私，死ぬかもしれないの？」への対応についてです．患者さんは自分の病気に対して常に不安を抱えています．私達が不安を聴き応えることで，患者さんは安心を得ることができます．しかし患者さんの不安を払拭するために，検査画像からわかる病気の変化や進行状態を伝えたいという気持ちはグッと心に留めてください．なぜかといいますと，病気についてさまざまなスタッフが説明をしてしまうと，患者さんはスタッフの一言に一喜一憂してしまい，困惑し不安に陥ってしまうからで

す．実は患者さん本人には未告知の病気という場合もあります．ですから，病気の内容について主治医から一貫した説明をしていただくことは大変重要なこととなります．患者さんに伝えて良いことと悪いことがあるという認識を持ち，患者さんの気持ちに寄り添った接遇を心がけ，思いを聴く姿勢を示すことが大切になります．

☑本事例の要点

　主治医から一貫した説明をしていただくことは大変重要なことです．診療放射線技師が実施する業務として「放射線検査等に関する説明・相談を行うこと」が明記されていますので各種検査について事前に知識をつけておく必要はあります．

　患者さんの気持ちに寄り添った接遇を心がけ，患者さんの思いを聴く姿勢を示すことが大切になります．自分で無理に答えようとするのではなく，職場の先輩に手助けをいただくことも大切です．

（山崎富雄）

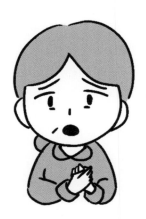

**患者さんのつらい様子を見て心が折れて
しまう．私はこの仕事に向いていないの
でしょうか？**

シチュエーション

　今週は可動式Ｘ線撮影装置とフイルムを持って病室，手術室などで撮影
を行うポータブル撮影当番です．重症患者病棟はほぼ全患者さんに，朝の
胸部撮影が依頼されます．

　その中には末期がん患者さんもいて，極度に痩せ細り背中が丸まり脊椎
の棘突起が皮膚の上から突出しているので横向きでしか寝られません．そ
のような患者さんでも様態の観察として，胸部撮影の依頼が出されます．
撮影に向かい堅いフイルム（カセッテ，ＣＲ，ＦＰＤなど）を患者さんの下に
敷き，正確な肺の状態を観察するために患者さんを正面に向けなければな
りません．ポータブル装置を病室に入れた瞬間，患者さんの顔がこわばり
泣きそうな顔になります．私の顔を睨みつけることも……．撮影のためタ
オルなどを下に敷いても痛みは想像を絶すると思われ，今日も泣き叫ばれ
ると思うと逃げ出したくなります．

　なぜ先生は撮影依頼するのだろうか？　なぜ末期がん患者さんに辛い思
いを毎朝させることができるのか？　このことが苦痛でポータブル撮影当
番となるたびに今の仕事が向いていないように思え，もうこの仕事を辞め
ようかと心が折れてしまいそうになります．

　ある日，患者さんに思いっきり「やめて！」と叫ばれながら手を引っかか
れました．薄っすらと血がにじみます．これ以上耐えられなくなり先輩技
師に業務を変わってもらいました．今日，上司に辞めることを相談するこ
とにしました．

対処方法・考え方

　　末期がん患者さんに辛い思いをさせてしまう検査は技師の多くが苦しみ，心が折れてしまう方も多くいます．ただし患者さんの痛みがわかる優しい診療放射線技師ほど病院には有用な存在です．現在，病気は少しずつ人類が克服しています．結核は治る病気となりました．がんも近い将来，免疫療法，再生医療などで必ず治る病気となるのではないでしょうか．そのためには多くの治療法が試され，どの程度有効なのか多くのデータを取得する必要があります．重症患者病棟で苦しんでいる患者さんから得られた貴重な治療データは将来の患者さんに必ず役立ち，今後の医療の進歩に非常に重要となります．今の最善の治療効果，進行の度合いを観察するにはポータブル撮影をはじめ放射線部門検査は非常に重要な役割を担っていると考えます．

☑本事例の要点

　何のために診療放射線技師の職種を選んだのか？　医療の進歩のために多くの治療法が試されています．そのデータのもととなる診療放射線技師が撮影した画像などは，現在治療されている患者さんを治すためだけではなく，将来人類が多くの病気を克服するためにも活用されていくことを認識して業務を行っていくことが肝心です．もちろん，患者さんの気持ちと痛みは医療人として決して忘れてはいけません．

（平山雅敏）

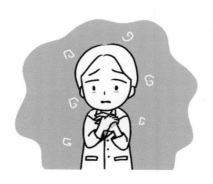

想定事例

8 医療者側のひげや頭髪・服装などは個人の自由でしょう？

シチュエーション

　　入職2年目の男性技師です．仕事に対しても患者対応も丁寧で挨拶もきちんとできていて，患者さんや先輩技師からの評判も悪くはありません．最近では一般撮影業務を一人で任せてもらえるようになり仕事にもだいぶ余裕が出てきました．自分自身でも業務に対して自信もつき，判断もしっかりできるようになったと感じています．身だしなみについても日頃から気を付けていて，白衣は常に洗濯をして清潔感を心がけるようにしています．おしゃれにも気を遣うようになり，最近では流行の長髪とあごひげを生やしました．

　　ある日，上司に呼ばれ，院内のルールではひげは禁止になっているので剃ってくるよう言われました．また長髪も患者さんからクレームが出るので短髪に整えるよう言われてしまいました．自分ではひげに関しても毎日整えていて清潔感には気を付けているし，髪型も普段からきちんと整えているのでそんなに非難されるような感じではないと思っています．友人に相談しても強制はおかしいよ，ひげや髪型・服装は個人の自由だよと言われています．

　　どうすればよかったのでしょうか．

対応方法・考え方

　　診療放射線技師は医療従事者として質のよい医療提供を行うため，周りからの信頼を得るためにも身だしなみを整える必要があります．そもそも医療現場における「身だしなみ」とは，相手に不快感を与えない清潔感とリスク管理，医療安全を考慮した格好のことです．それぞれの施設では，医療接遇のためのルールが少なからず存在すると思います．なぜそのルールがあるのか考えてみましょう．患者さんによい医療を提供するためには

患者さんとの信頼関係を築くことがとても重要であり，そのためには第一印象が大きく影響します．そのため医療接遇の中でも身だしなみについて取り決めを行っています．もし施設に取り決めがないとしても，だらしない格好（ぼさぼさの髪，無精ひげ，ポケットに大量の荷物，よれよれの白衣など）はもってのほかですが，清潔であること，人に不快感を与えないこと，合理的で動きやすいものなどに注意するとよいでしょう．「身だしなみ」と「おしゃれ」を混同することがありますがその違いを理解することも必要です．

　「身だしなみ」は相手に好感を持ってもらえるように身なりを整えることで相手が主体であり，「おしゃれ」は自分自身のためにするもので自分が主体であると考えるとよいでしょう．ひげや髪を整えていても相手がいやだなと思うことがしばしばあれば，身だしなみとして考えたほうがよいでしょう．

☑本事例の要点

　今回の事例では，いくら清潔感に気を配っていても「身だしなみ」と「おしゃれ」はしっかりと区別をして考えるということです．医療において相手に不快な思いをさせないことがよい医療につながります．時代によって人の価値観は変わっていきますので，それぞれに身だしなみの定義は変化すると思いますが，患者さんと信頼関係を作るということは普遍ですのでその重要性は理解してください．

（榎本健児）

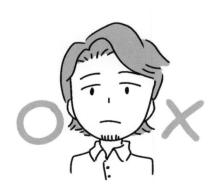

医師のオーダーについて疑問があるときは？またプラスαの追加撮影は行ってもよいのでしょうか？

シチュエーション

　夜間の当直勤務中に，自転車で転倒した患者さんが救急搬送されてきました．この日の当直は入職3年目のA技師です．一般撮影に呼び入れると右足を引きずっており，膝が痛いと訴えています．

　医師からのオーダーは"右膝関節2方向"でした．まずはオーダー通りに右膝正面と側面を撮影して画像を確認します．「うーん，骨折はなさそうだけど，膝から地面に落ちたみたいだから膝蓋骨は大丈夫かなぁ？」A技師は少し悩んだ後，「診察後にまた来るのは痛くて大変だから，念のためスカイラインビューも撮っておくか」A技師は部門システムでオーダーを"右膝関節3方向"に変更し追加撮影を行いました．その画像では膝蓋骨のひびが明瞭に映っており，患者さんは速やかに治療を受けることができました．

　翌朝，A技師は胸を張って先輩技師にこのエピソードを報告したところ，「結果的にはよかったのかも知れないけど，追加撮影をする場合は事前に依頼医師へ電話で確認して，オーダー変更の許可をもらわないとだめだよ」と注意されてしまいました．

対応方法・考え方

　診療放射線技師法第26条によると「診療放射線技師は，医師又は歯科医師の具体的な指示を受けなければ，放射線の人体に対する照射をしてはならない．」と記されています．本事例で医師からの具体的な指示は"右膝関節2方向"であり，これ以上の撮影を行う場合は，医師から追加の指示を受ける必要があります．人体に放射線を照射する行為は被ばくを伴うため，身体に危害を及ぼす恐れのある医行為とされています．本来，医行為は医師，歯科医師でなければ行ってはいけませんが，具体的な指示があれ

ば診療放射線技師も行えると理解しておいたほうが安全です．つまりA技師はスカイラインビューを撮影する前に，その必要性を医師に説明して追加指示をもらうべきだったといえます．

☑本事例の要点

　本事例でA技師は，患者さんの受傷状況から2方向の画像だけでは正確な診断が難しいと考えました．このように撮影時の患者さんの様子や発言から，医師のオーダーに疑問を生じるケースは数多くあります．そのようなときに医師へ確認する行為を疑義照会（ぎぎしょうかい）といいます．薬剤師は医師からの処方せんに疑問（疑義）を生じた場合は確認（照会）することが法律で定められています．残念ながら診療放射線技師にはそのような法律はありませんが，無駄な被ばくを減らし，診断価値の高い画像を提供するために医師へ照会することは専門職として当然の行動です．例えば右のオーダーであるが，患者さんは左を痛がっているケースなどに疑義照会を行えば，インシデントを未然に防止し医療安全にも効果を発揮します．ただし医師は忙しい中で照会の電話を受けているため，要点を簡潔に伝えることはもちろんですが，普段からコミュニケーションを深めて良好な信頼関係を築いておくことが重要です．

（野原　賢）

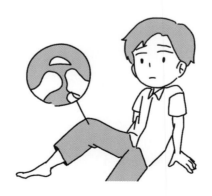

2 先輩ごとに言うこと（指導内容）が違うんですけど！？

シチュエーション

　私は某大学病院に勤務する管理職の技師です．あるとき，画像診断を研修中の入職2年目の技師より「一般撮影でペースメーカー植え込み手術後の胸部2方向撮影を，ベッド上で臥位にて撮影を行っていた際，正面撮影後に側面撮影の照射野を合わせていたところ，先輩技師から"X線の入射点が違う"との指摘を受けました．以前，他の先輩技師からは身体の中心，すなわち胸部側面（体厚）の中心部に入射点を合わせるように指導されたことがありましたが，この時はグリッドの中心に入射するように指導を受けました．どうすればよいのか迷っています」との相談でした．

対応方法・考え方

　著者の施設では胸部臥位側面撮影の場合には，患者さんの体を少し持ち上げるために背中の下に5cm程度の硬質スポンジを挿入し，水平照射（いわゆる横貫き）で，散乱線除去用グリッドを使用して撮影します．

　原則論では，胸部側面撮影のX線中心軸は身体の中央であること，また収束グリッドを使用する場合のX線中心軸はグリッド中心になります．ただし本事例の撮影法の場合の多くでは，被写体中心がグリッド中心より低くなってしまいます．今回の相談ではX線中心軸をグリッド中心に合わせるのか？　あるいは被写体中心に合わせるのか？のように，先輩により言うこと（指導内容）が違うということですが，相反する原則論のため基準判断が難しくなり，このようなケースでは施設によっては考え方が異なるかも知れません．

　また，先輩技師はその経験に裏付けされた知識や技術を身に付けていることが多く，それを日常業務に利用することができます．そして知識や技術は経験年数により異なりますので，先輩によっては"言うことが違う"

という現象が生じてくるのではないでしょうか．このような場合，検査時間に有意差がなく安全性や正確性が確保されている前提で，同じ結果が得られるのであればさほど問題はないと考えます．とはいっても，経験が浅く模範解答を知りたい若手技師にとっては，どうすればよいのかと悩むことに繋がるかもしれません．

☑️本事例の要点

　今回の問題点である"言うことが違う"については，残念ながらどの社会や組織でも多少なりとも存在することが現実です．そのような問題をできるだけ少なくするための組織の対策として，業務手順書や業務マニュアルを整備することが肝要です．その結果として，安全かつ正確で統一した標準的な手法で業務を行うことが可能となり，"言うことが違う"という現象の低減にも繋がると考えます．

　それでもすべてなくなることは難しいと思いますが，先輩達の教えの数々にはそれなりの理由があり，理に適っていることがほとんどです（ときには間違いもあるかもしれないので要注意）．大切なことは，さまざまな教えと学びを自分自身で検証すること，そして自己のスキルとして吸収するという考え方を持つことが大切で，技師としての成長に役立つことになると考えます．

（吉村保幸）

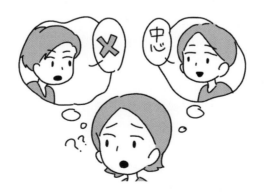

3 もし万が一，看護師が非協力的だったらどうしたらよいの？

シチュエーション

【事例①】：新生児集中治療室（NICU）におけるX線ポータブル撮影の依頼を受けたため，準備を行い撮影に向かいました．NICUの新生児は通常一人ずつ専用の保育器で医療を受けています．今回，撮影依頼内容が胸腹部正面であり，保育器内で臥床する新生児を受持担当の看護師に抱えてもらい，フラットパネルディテクタ（FPD）を背面に入れて撮影準備を行おうとしました．看護師より「患児を動かすことはできません」と言われ，撮影に非協力的な対応でしたが，結果的に医師にも協力を仰ぎ撮影を行いました．

【事例②】：NICUのポータブル撮影の依頼を受けたため，準備を行い撮影に向かいました．胸腹部正面の撮影依頼であったため，FPDを背面に入れて撮影準備し，患児の体位保持を受持の看護師に依頼し撮影を行おうとしました．しかし体動が激しく，看護師一人で患児を支えて体位保持することが困難だったため，体位保持が可能となるように手を貸そうとしましたが，看護師より拒否されました．結果的に看護師が1人で体位保持を行い，体動が止まる一瞬を狙って撮影を行いました．

対応方法・考え方

NICUでは，全身状態に問題があり，生体モニタを使用して集中管理する必要がある患児が少なくありません．そのため医師や看護師など異なる職種間では，患児の管理・看護において意見が食い違うこともあります．

事例①の場合，撮影依頼をした医師には，撮影された画像をもとにさらなる診療を提供しようとする狙いがあり，撮影時の体位変更などは視野になかった可能性も考えられます．一方で，受持看護師は患児の呼吸状態が

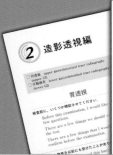
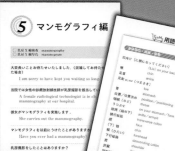

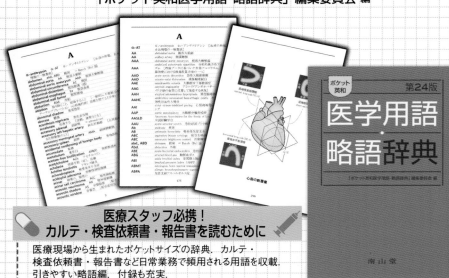

ポケット英和 医学用語・略語辞典

「ポケット英和医学用語・略語辞典」編集委員会 編

第24版

南山堂

医療スタッフ必携！
カルテ・検査依頼書・報告書を読むために

医療現場から生まれたポケットサイズの辞典．カルテ・
検査依頼書・報告書など日常業務で頻用される用語を収載．
引きやすい略語編，付録も充実．

英和編 ▶ 約4,900語， 略語編 ▶ 約2,600語 収載．

付録
体表面と骨格(頭蓋・体幹)／手の骨と関節／全身の主な動静脈／頭部の動脈／大腿・腓腹の動静脈／AHA分類による冠動脈の区域と名称／心筋シンチグラフィの断層像／心筋の領域分割／気管支・肺区域／食道の区分／胃の区分／胃の隆起性病変の肉眼分類／胃癌(肉眼分類・ボールマン分類・TNM分類)／大腸の区分／肝区域(クイノーの区域分類・肝内血管)／造影 CT・MRIにおける肝病変の描出像の例／乳腺の構造と乳房区域／放射線被ばく／硫酸バリウム濃度調整表／X線造影剤の造影部位

● A6変型判
● 定価1,100円
 (本体1,000円+税10%)
● 毎年1月発行

南山堂

〒113-0034　東京都文京区湯島4-1-11　**URL** http://www.nanzando.com
TEL 03-5689-7855　**FAX** 03-5689-7857(営業)　**E-mail** eigyo_bu@nanzando.com

悪く体を動かすことで呼吸状態の悪化を懸念したため，事例のような発言をした可能性が想定されます．

　事例②の場合も，患児の状態が悪いため不慣れな放射線技師が接触することで生じる急変や感染症によるリスクを低減したいという看護師の考えで，そのような行動をとった可能性もあります．これらの事例の対応方法として，以下のような手法が必要と考えられます．

・他職種（多職種）連携の理解を深める．
・放射線技師側の言い分だけではなく，相手側の言い分を聞く姿勢を持つ．
・しっかりとコミュニケーションをとる．

☑本事例の要点

　職種が異なれば，捉え方や視点が異なることを理解した上で，質の高いチーム医療の実現には，円滑なコミュニケーションが不可欠であることを念頭において医療に従事することが重要です．

（宮野良介）

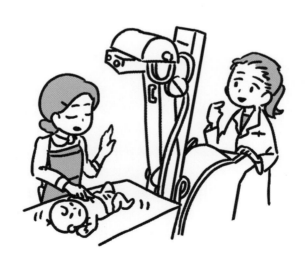

4 もしかして，これはパワーハラスメントですか？

　　私は，入職3年目の女性技師です．昨日，美容院に行って髪色を少し明るい色にカラーリングしてきました．気分一新，気持ちよく仕事を始めていると主任に呼び出され，「何で茶髪にしたの？　今，あなたの髪色は病院で働く医療従事者として相応しくありません．患者さんに不快感を与えかねないので，すぐに元の黒髪に戻すように」と強い口調で注意されてしまいました．

　　やっぱり社会人になると厳しいのかなぁとも思いましたが，よく考えると私は間違ってない気がしてきました．それは，私と同じカラートーンの先輩は髪色で注意されたことは一度もないからです．院内でも看護師さんや他技術職員の中には，私の髪色より明るい色の人はたくさんいるように思えます．それに男性技師の中には，白髪染めとして派手なカラーリングの上司までいます．どうして私だけが注意され，黒髪に戻さなければいけないのか疑問に思えてきました．もしかして，これはパワーハラスメントですか？

対応方法・考え方

　　まずは，病院の服務規程を確認する必要があると考えます．例えば「明るい髪色は不可とか，ヘアーカラーの明るさは何トーンまで」などの規定が存在するかもしれません．もし規程がある場合は，規程に沿った範囲の注意・指導であればパワーハラスメントにはあたりません．むしろ，あなた自身がしっかりと規定に沿った行動をしなければいけません．

　　しかし，職員の髪色・髪型，容姿，服装などといった人の人格や自由に関する事柄について，病院が病院秩序の維持を目的に，職員の自由を制限しようとする場合，その制限行為は無制限に許されるものではありませ

ん．その制限行為は，病院の円滑な運営上必要かつ合理的な範囲内にとどまるものとするべきで，具体的な制限行為の内容は，制限の必要性，合理性，手段方法としての相当性を欠くことのないよう，特段の配慮が必要とされています．

　以上を踏まえたうえで，あなた自身が服務規程に違反していなければ，主任の行為はパワーハラスメントに該当する可能性があります．速やかに管理責任者に相談するべきです．また，組織的にハラスメント委員会など窓口がある場合はそちらに相談してください．

☑本事例の要点

　あなた自身が職場の服務規程を理解できているか，またその規定を遵守できているか，もう一度確認することが重要です．パワーハラスメントについては，苦痛に耐えるのではなく，早めに上司や管理者に相談するようにしてください．もし同じ職場内で訴えにくければ，職場内の窓口へメールや電話で相談することも考えられます．とにかく，精神的な負担となる前に早めの行動を心がけてください．

（堀江朋彦）

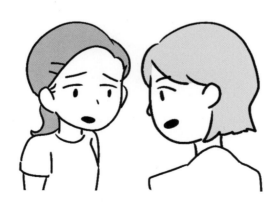

5 セクシャルハラスメントって何？

シチュエーション

　　勤続10年目の女性技師のAさんは，IVRやCTに精通しており，業務も
そつなくこなすタイプです．立場的には上司や後輩とも交流がある世代で
あり，職場内では上司に依頼された事案があれば，文句をいわれない程度
にこなし，後輩から質問されれば指導はする，というスタイルで勤務をし
ています．自ら積極的に何かを提案してことを進めることはありません
が，誰かの足を引っ張ることもなく，仕事とプライベートは混同したくな
いタイプです．

　　その日も緊急CT検査を含めて日勤帯の検査が何とか時間内に終了し，
終業時間以降，若手のスタッフは翌日の検査内容の確認や不慣れな3D画
像作成の練習をしていました．管理職である先輩技師Bさんは提出資料の
作成をしながら，若手スタッフの質問などにも対応していました．

　　Aさんは自分の業務は終了したと思い若手スタッフに検査内容の説明を
していたBさんに「私はもう帰りますね」と声をかけ，Bさんは「ああ，お
疲れ様，今日はデートか？」と返答し，隣にいたスタッフたちも「お疲れ
様でした」とAさんに笑顔で声をかけ，各人は作業に戻りました．Aさん
は何も答えず，検査室を出ていきましたが，その表情に若干の険しさが窺
えました．

　　何も問題がないように思われるこの一連の状況ですが，Aさんの表情が
気になります．これってセクハラ？

対応方法・考え方

　　職場でのセクシャルハラスメントを考える場合，診療放射線技師（職員）
と患者については十分な配慮がされている施設が多く見受けられます．し
かし職員間での対応はいかがでしょうか？　セクシャルハラスメントの定

義は「相手方の意に反する性的言動」であり，男女雇用機会均等法にもその概念が記されています．それではどのような場合に「職場において行われる性的な言動」により，労働者が労働条件に不利益を受けたあるいは就業環境が害されたとなるのでしょうか．

　この事例では直接的な行動や態度，あるいは言葉が発せられたわけではありません．Ａさん以外は特に何も気にしていない状態です．それでもＡさんがどのように感じたが重要になるのがセクシャルハラスメントです．管理職のＢさんは親近感の表れとして「お疲れ様，今日はデートか？」の言葉をＡさんにかけたつもりです．しかしながら，Ａさんは親近感とは感じず，① 帰る理由を詮索された，② 他人の行動に口を出された，③ 後輩の前で笑いものにされた，などが心を過ったかもしれません．セクシャルハラスメントのポイントは相手がどのように受け止めたかが重要です．Ａさん以外の女性スタッフなら「プライベートは秘密です」など何らかの返答をしてサラッと流したかもしれません．これがセクシャルハラスメントの難しいところです．また，Ｂさんの本意は実は別にあったかもしれません．もし，もう少し残って後輩の面倒を見てほしいと思っていたなら，帰ろうとしているＡさんにきちんとそのように伝えるべきです．Ａさんも状況をみて，「帰ります」の前に「何かお手伝いしましょうか？」などの一言があれば，また違った状況になっていたのかもしれません．

☑本事例の要点

　どんな職場でも意思の疎通がなければ，円滑に過ごすことは困難です．相手がどのような性格であるかを考慮して，伝えたいことをしっかり理解してもらう努力は必要です．

　セクシャルハラスメントは意識せずに起こってしまうものです．お互いに親近感と思える行動，言動になる環境を構築することが組織には重要です．

（琴浦規子）

想定事例
1 ストレッチャーで動けない患者さんへの
立位撮影のオーダーが入った.

シチュエーション

　ある日の午後，放射線科情報システムの受付済み画面に総合診療科から依頼された「胸部立位正面（P→A）」の撮影オーダーが入りました．患者さんは80歳代男性で，搬送情報の箇所には「ストレッチャー」の受付コメントの入力を確認しました．

・呼び入れ時：当該検査には私を含めて技師2名で対応しました．廊下には患者さんの他に，総合診療科の看護師1名，付添いの家族1名です．検査室内で付添いの看護師に立位は可能か尋ねたところ，「仰臥位の状態で救急搬送されてきたのでわからない」との返答，患者さん本人と付添いの家族に尋ねると「ずっと寝たきりなので立てないと思う」とのことでした．

・撮影時：撮影依頼内容は立位でしたが，依頼医が慣例的に胸部＝立位としたものと思い，ストレッチャー上で仰臥位での撮影を実施しました．

・撮影後：依頼医より電話で「心不全を疑う心雑音があり胸水の有無を確認したかった．仰臥位ではよくわからないのでもう一度撮影してください」との連絡がありました．

　その後，60°程度にベットアップした坐位撮影を実施した際，付添いの家族より「具合が悪くて病院に来ているのに，何度も検査をやり直したりしないように対策をしてください」と言われました．

　どのような対応をすればよかったかを教えてください．

対処方法・考え方

　胸部X線検査は，肺容量の増減，心拡大の有無，さらには全身の体液循環の異常を反映する胸水などを描出できる簡便な検査方法です．しかし撮影時の体位が立位（P→A）と仰臥位（A→P）では，臓器の拡大率や胸水

の検出率に大きな影響を及ぼす可能性があります．今回のケースのような
ストレッチャー搬送の患者さんに対する職場での運用方法を統一し，周知
徹底することが再発防止に必要ではないかと考えます．例えば
① 思い込みによる検査を行わない．
② 撮影内容に対する疑義照会を徹底させる．
③ 職場内で情報を共有し継続した教育体制を構築する．

☑本事例の要点

　今回の事例では，撮影の依頼内容と患者さんの状態に差異が生じていたため
に，依頼医に対する疑義照会を行わず，思い込みによる「確証バイアス」が生
じた状態で検査を施行したために，患者さんや付添いの家族に余計な負担をか
けてしまいました．

　確証バイアスとは心理効果の一つで，あらかじめ抱いていた仮説や先入観に
合致したデータだけを求める傾向のことです．ひとたび仮説を抱くと，反証と
なる証拠を無視したり，自分の都合のいいように一方的に解釈してしまうこと
は，多くの人にも経験があるのではないでしょうか．

　今回のケースのような患者さんの状態に則した撮影方法の習得や接遇を身に
付けることはもちろんのこと，社会性のある人間力を養うことも重要であるこ
とを理解してください．

（吉田和則，日向伸哉）

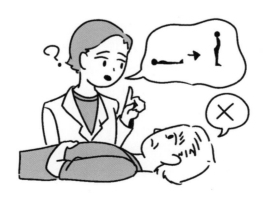

2 体位変換が困難な患者さんの多方向撮影で，うまく撮影が進められません.

シチュエーション

　多発外傷でERに運ばれてきた患者さん. 容態は安定していたため，ポータブルではなくストレッチャーで一般撮影室に移動しての撮影となりましたが，全身の痛みを訴えており，体位変換が難しく，通常の撮影が困難な状況です.

　どのように撮影を終えればよいのでしょうか？

対応方法・考え方

　一番重要なことは，できるだけ患者さんの負担を減らしながら迅速に撮影を行うことです. 通常の撮影体位は取れることが少なく，患者さんの体位変換を最小限にする配慮を考えます. 入射角度やカセッテ位置を撮影部位や方向に合わせて，患者さんではなく管球側を動かすなど教科書的な撮影方法よりも患者さんの状態によって，臨機応変に撮影方法を考えることが必要となります. また，撮影の順番も患者さんの体位に合わせて，撮影できるものは撮影してしまう（横向きしたら横向きで撮影できるものはそのまま連続で撮影する）など，体位変換の回数を減らすことを心がけます.

　四肢の撮影はストレッチャー上で撮影することで上半身を起こして撮影できますし，患者さんのベッド上での向きや角度はベッドを動かすことで簡単に変更することができて便利です. 例として膝の撮影では，横向きになれない場合，膝の側面撮影はストレッチャーを管球と垂直の位置に移動させ横貫きで撮影する，また股関節軸位撮影もストレッチャーで位置を調整することができます. 肩関節はベッド頭側を持ち上げ，上半身を起こした状態で，スカプラYの逆抜きで撮影するなどが有効です.

　撮影台への移動はスライドパッドを利用することで，移動による痛みを軽減することができます. 下肢の撮影ではタオルや補助器具を使用して，

非検側が撮影内に映り込まないようにします．足をあげる必要があるとき
は膝・足関節を同時に持ち，脚全体を上げるようにすると患者さんの痛み
が軽減できます．患者さんの体を動かすときは必ず声をかけて了解を得て
から行いますが，特に痛みを訴える場合は無理に動かすことはせず，撮影
部位・方法について医師に確認することも必要な場合があります．

　当然，技師ひとりでは対応しきれない場合が多いので，可能であれば技
師ふたり以上で対応する，難しければ医師・看護師の手伝いを頼むなども
検討する必要があります．「ひとりでできる，やる」と思いがちですが，
患者さんの負担をできるだけ減らすことを一番に考えるようにしましょう．

☑本事例の要点

　患者さんを動かすのではなく，ベッドや装置，カセッテの位置を動かす要領
で撮影方法を考えます．どうしてもポジショニングができなければ，無理をせ
ず，撮影オーダーについて医師と相談します．

　一般撮影では，カセッテを立てる台やクッション，撮影補助のスポンジなど
用意しておくと役に立ちます．撮影補助具は，画像に映り込まない材質を選び
ます．横貫きで撮影する場合はX線グリッド（リス）が管球正面を向くように
注意し，リス目が出ないように気を付けます．逆方向で撮影した場合は，画像
表示（反転する，回転する）などを忘れないように気を付けます．普段から逆
方向撮影について学習しておくと，いざという時に慌てずにすみます．

（内山喜代志）

3 胸部撮影で肺野（特に下肺野）が欠けたり入りすぎたりしてしまいます.

シチュエーション

　やせ型で胸の薄い患者さんの下肺野が欠けてしまいました. また, お腹が出ている患者さんはときどき肺が小さく写り, うまく撮影できません. 何が悪かったのでしょうか.

対処方法・考え方

　肺は胸郭に収まっています. 肺には筋肉がないため, 自分の力で空気を吸い込んだり吐いたりすることができません. 胸郭を形成する筋肉と横隔膜が動くことで呼吸が可能です. 安静時は横隔膜が収縮・膨脹（緩む）することで呼吸していますが, 運動時や意識的深呼吸するときは胸郭を形成する筋肉も働きます.

　特にやせ形で胸の薄い患者さんは肺が長いことがあります（気胸体型）. 以前は上半身裸で胸部X線撮影をしていたため気胸体型の方はわかりやすかったのですが, 最近はシャツ着用で撮影しますので気付きにくいことがあります. 背が高く腕が細いなどの身体的特徴をつかんでおくとよいでしょう. ただ, 見た目ではわからない肺の長い患者さんもいます. 肺が長い患者さんには次回撮影前に「長いサイズ（14×14 inchではなく14×17 inch）で撮影してください」と言ってもらうようにお願いすると, 撮り直しによる被ばくが減るため, 患者さんも協力してくれるようになります.

　一方, 体型がふっくらしてくると深呼吸しても横隔膜が下がりにくくなるので, 肺が縦に伸びず小さく写ります. お腹が出ている人に無理やり台の上に顎を乗せてもらうと, 前かがみの状態になり肺が小さく写りますので, 顎を台に乗せず触れる程度にすると肺野を大きく映すことができます.

　なで肩の患者さんで, 肺尖が欠けてしまうことがあります. 光照射野で

確認しても隆椎を基準にしても，鎖骨のかなり上まで肺があり，肺尖が欠けてしまうことがあります．あまり出会うことはありませんが，参考までに覚えておいてください．

　放射線情報システム（RIS）のコメント欄を使用して，メモに残しておくことをお勧めします．

　胸部側面で背中側の肺が欠けている画像をよく見かけます．胸部CT画像を肺尖から下に向かって見ていくと，肺の後ろが長いことがわかります．胸部側面を撮影するときは，少し前かがみにすることで背中側の肺が欠けなくなります．

☑本事例の要点

　近年，PACSの普及により過去画像を確認することが容易となっています．当日検査する患者さんの過去画像を参照することで，多くの画像を見ることができ撮影ミスを減らすことができます．一般撮影に限らず画像を読影することで，誰よりも早く一人前の技師になり将来に役立ちます．

（小美野高志）

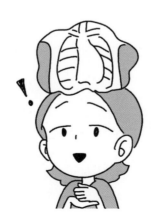

4 右足が痛い患者さんに，「なぜ左足の写真を撮るの？」と言われた（患側と健側）．

シチュエーション

　今年度から入職し，夜勤業務に対応できるようになった経験の浅い技師です．ある日の夜勤業務中に高齢患者さんに対し「両足単純X線2方向撮影」の依頼がありました．患者さんを撮影室に招き入れ氏名と生年月日を確認した際，右足にギプス固定が施されていることに気付いたため，右足に何かイベントが起きたことは容易に想像ができました．手順に従い「痛みや腫れがあるのは，どちらの足ですか？」と尋ねたところ，「痛いのは右足です」と返答がありました．「医師から両足の撮影依頼がありましたので，よろしくお願いします」と説明すると，「痛いのは右足なのに，なぜ左足を撮るの？」と言われました．

　診察室で説明されていると思っていたため，返答に困りましたが，「われわれは医師の指示のもとに業務を行っていますので，撮影させていただいてよろしいでしょうか」と説明したところ，半ば納得がいかない様子でしたが撮影に同意されました．撮影中は協力的でしたが，撮影が終了しても納得のいかない様子で撮影室を退室されました．

　どのような対応をすればよかったのか教えてください．

対処方法・考え方

　この場合，「われわれは医師の指示のもとに業務を行っていますので，撮影させていただいてよろしいでしょうか」と説明したことは間違いではありません．しかし，

・高齢者の場合は，骨密度が低いためX線画像で骨は黒っぽく見える．
・骨折線は骨の連続性の断裂であるため，X線上は黒い線として映し出される．
・若い世代のように，骨全体が白く写っている画像から骨折線である黒い

線を探すことは難しくない．しかし高齢者は骨が全体に黒っぽく写るので，黒い線を探すことは困難であるため，左右（患側・健側）を比較することで診断の正確性を上げることが可能となる．

・小児の場合に骨端線（骨の端にある軟骨部分）が黒い線状にみえ，閉鎖するまでは骨折線と見分けることが困難な場合がある．

というような説明ができるように気持ちの準備をしておくことや，他に単純X線撮影時の被ばく線量についても説明ができる知識を持っておく必要があると考えます．

☑本事例の要点

　今回の想定事例における患者さんの疑問は，医師から両側の撮影についての説明はあったが理解できていない場合や，正常な左足が被ばくすることに対し神経質になっていることが想像できます．患者さんとしては，「お時間をいただけるのであれば，撮影を依頼した医師に確認してみますが，どうされますか？」というような一言が欲しかった可能性があります．また，「左足の被ばく線量が気になりますか？」というコミュニケーションを取ることで，それが真意であれば，被ばく線量を示すことで疑問が解消された可能性があります．さらに，右足だけ撮影し骨折を見落とした場合のリスクを説明するなど，患者さんの疑問に寄り添うようなコミュニケーションスキルを身に付けることができれば，より柔軟な対応ができたと考えられます．

（岩月孝之）

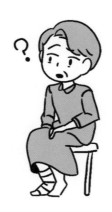

想定事例

5 学校で教わっていない病院独自の取り決めによる撮影で問題ないの？

シチュエーション

　　胸部正面PA撮影の時にある新人技師から「撮影される人によって腕の位置，整位が異なりますが問題ありませんか？」「撮影指示が立位なのに座位で撮影してもいいのですか？」という質問がありました．

　　ある先輩技師は「教科書通りの整位で手背を腰付近に当てて肘を前に出す」，別の先輩技師は「手のひらを外向きにして撮影台を抱えるようにする」，ほかにも撮影台の手摺を掴ませて撮影する，掴ませ方も内側からだったり外側からだったりなど……

　　同じ胸部正面PA撮影なのになぜこんなにも整位が異なるのか，それが問題ないのはなぜなのか？　日頃の撮影業務に慣れてしまい，新人が疑問に感じることが当たり前のようにくり返されていることにあらためて気付かされました．

対処方法・考え方

　　まずは，教科書に載っている整位はなぜなのか考えてみます．最大の目的は，肺野の観察範囲から肩甲骨を除外して，肺野に余計な構造物が写り込まないようにするためです．肺野は微小な構造物が存在し，肺結節や肺がん，気胸や胸水などの病変を描出するのに最適な整位が必要です．肩甲骨を肺野から外すには腕を内旋，回内させて前方に突き出します．肩甲骨の除外は，体格の良い方と細身の方で整位が異なります．肩甲骨の除外がゴールですが，そこに至る過程は一つではありません．車いす対応や術後等で立位保持が困難など，肺野の評価が必要でありながら最適な整位が困難な方も多数います．その状況下で安全な範囲で最適な撮影方法を即座に判断し，実際の撮影に臨むことが必要です．撮影オーダーにある情報や接遇から対応方法を判断します．患者さんにとって安全で最適化された撮影

方法であることが最も重要です.

　安全とは，患者さんが撮影室の入室から退室まで何事もなく終えることをいいます．一見何の問題もなさそうな人が急変することがあります．著者の過去の経験ですが，独立独歩の患者さんが深吸気での息止めで一過性の意識消失で後方に転倒し後頭部強打するというイレギュラーな事例が発生しました．オーダー内容には既往歴に脳梗塞があるなどヒントがありましたが，見た目の状況に油断していました．この事例ではどのような整位が安全だったかは判断が難しいですが，安全な撮影を心がけることが最も重要であることを痛感した事例です.

　立位不可の場合，安全を担保するために座位のまま撮影を実施します．撮影方向がAPになるので肩甲骨を肺野から除外する整位はほぼ不可能なため，肺野には肩甲骨が写り込みます．肩甲骨を除外することよりも安全を考慮し，臨床的に価値のある画像を提供することを優先します．撮影現場での状況判断は放射線技師に委ねられます．なぜ座位での撮影になったのか，依頼医師や読影医師に伝える必要があります．医師と放射線技師間の情報伝達も安全と最適化には必要です.

☑本事例の要点

・独自の撮影方法に目的や理由があることを確認すること.
・撮影時の安全と最適化された撮影方法を，手元にある情報から判断すること.
・立位と座位で得られる画像の情報の違いを理解し，それを医師に伝達すること.

　決められた撮影方法に則って実施することも大事ですが，目の前の患者さんに合わせて臨機応変な対応，柔軟な判断ができるように，経験値と知識を積み重ねていくことが重要だと考えます．いつでも患者さんにとって優しい撮影を心がけましょう.

（矢嶋宗介，森　寿一）

1 救急外来でのポータブル撮影．呼ばれるがままに撮影を済ませてしまった．

シチュエーション

　　今日は入職して初めての当直です．先輩二人と業務を行っていますが，何だかとても忙しくまだ緊張もしています．

　　病棟患者のCT検査をしていると，救急外来から緊急での胸部ポータブルの撮影依頼がありました．先輩はCT検査を施行しているので，私が撮影に行くことになりましたがなかなかオーダーが入りません．先輩からは「大至急のようだから取り敢えず撮影に行ってきて」と言われ，慌ててポータブル装置を押しながら救急外来へと行くと「技師さーん，こっちです！」と処置室に呼ばれました．

　　処置室内は医師・看護師が多数いて緊迫した雰囲気でしたが，マンパワーはあったので言われるがまま背中にカセッテを挿入して胸部撮影を行いました．

　　その後，「救急科　患者Ａ　胸部ポータブル」のオーダーが表示されており，画像の処理をして転送し検査完了となりました．何だか慌ただしかったけれど，何も考えず撮影してきちゃったなぁ……

対処方法・考え方

　　胸部ポータブル撮影は救急現場において最も多用される X線画像検査であり，その有用性はきわめて高いといわれています．しかし救急患者撮影の際には，本人と意思疎通ができず，本人確認が困難な場合も多くあり，また特殊な環境下でできるだけ速やかに画像提供を求められることが多いため，患者間違いや撮影部位間違いなどのインシデントの発生率が高くなる危険性があります．撮影のオーダーに関しても医師・看護師はどうしても処置・治療が最優先となりますので，後回しになる場面も多く存在します．

　救急での撮影に限らず，撮影を行う患者の名前，部位，目的，病態，感染症の有無など撮影前にできるだけ多くの情報収集を確認することは，われわれ診療放射線技師の基本的事項となります．また確認が困難な場合どのように対応するかは，組織内で決めておくことも重要です．マニュアルなどを作成し履行することが大事です．

　実際の撮影時には撮影前の情報収集以外にも，ベットサイドでの撮影直前に周りのスタッフとコミュニケーションを取り，患者情報などを加えることで撮影の目的や状態の把握を再度確認し撮影を行うことが望ましく，関わる医療スタッフすべてがその撮影目的を理解し共有することが理想です．さらに細かな配慮のできる撮影が目指せるのではないでしょうか．

☑本事例の要点

　今回の事例では，残念ながら撮影に対しての基本的確認がひとつもできていません．幸いにも患者さんを間違えることなく撮影を完了することができましたが，一歩間違えれば重大なインシデントにも繋がります．救急のよう特殊な環境下であっても必要事項の確認を必ず行うことが求められます．撮影時に医師・看護師がいるのであればなおさらコミュニケーションを取り，情報を確実なものとすることが重要です．

（大河原伸弘）

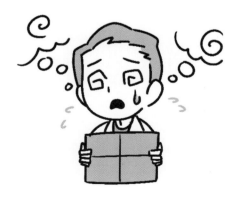

2 感染症かわからない患者さんにはどう対処する？

シチュエーション

　　総合診療科より胸部CT検査の依頼が入りました．主訴は微熱と倦怠感．CT担当の私はその女性患者さんを呼び入れ，患者氏名の確認をしてこれから行う検査の説明を行いました．金属のついた下着は金属アーチファクトの原因になることを説明し脱衣を促しました．その後，脱衣中の患者さんが咳をしているのが聞こえました．

　　私は患者情報を装置に登録しながら「今の患者さんってマスクしていたかな？」と頭の中をよぎりましたが，手元の入力作業をしているうちに咳のことは忘れてしまいました．そのままマスクをしていない患者さんを装置のベッドに寝かせ，位置合わせを行い胸部単純CT検査を施行しました．撮影後に肺野の画像を確認すると肺炎像の所見がありました．

対処方法・考え方

　　感染症とは原因となる細菌やウイルス，寄生虫などの病原体が身体に侵入することにより症状を起こすことをいいます．そこで検査は感染症の予防策の基本として標準予防策（スタンダードプリコーション）で対応します．すべての患者さんに対して標準的に行う疾患非特異的な感染予防策であり，「血液」「汗を除くすべての体液・分泌物・排泄物」「粘膜」「傷のある皮膚」には病原体が含まれている可能性があると考えて対応します．患者さんが咳をしている場合にはマスクの着用を促す必要があります．この場合の技師側の予防策としては，サージカルマスクあるいはN95マスクを装着し，必要に応じてエプロンやフェイスシールドなどの着用も院内の感染対策のルールに従って対応します．

☑️本事例の要点

　今回の患者さんが胸部CT検査を行う目的のひとつは，肺炎の有無の確認だと考えます．肺炎の多くは細菌やウイルスが原因により引き起こされます．この場合に最も注意をしなければならない感染症は，感染症分類の二類感染症である結核および重症急性呼吸器症候群（コロナウイルス）などです．今回の検査に結核や重症急性呼吸器症候群の予防対策までを必要とするかの判断は診療科へ確認する必要があります．検査を行いながら緊急検査の患者さんの詳細な情報を取得することは難しく，事後で感染症を知ることも少なくありません．できれば緊急検査の申込時に感染症の情報収集も行ってください．

　一方で過度の感染対策は業務の運用を妨げることもありますので注意が必要です．自分自身の安全を守るためには適切な感染対策を講じて予防しなければなりません．自身が院内感染の媒体とならないように感染予防策の十分な知識と技術を身に付ける必要があります．われわれ診療放射線技師も標準予防策や感染経路別予防策および適切な消毒薬の知識を備える必要があることを理解してください．

（久保田裕一）

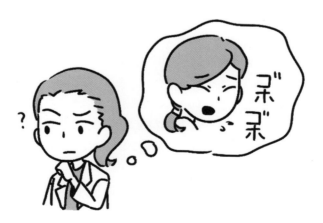

3 撮影中に患者さんが転倒してしまった！

シチュエーション

　　救急撮影は入職数カ月後から一人で行わなければならない緊迫した状況を伴う業務の一つです．同僚の診療放射線技師の応援を得にくい場合や，他職種の医療従事者と協働することを経験します．患者さんを検査室で転倒させてしまわないようにするために，撮影する技師が一人の状況において対応方法を教えてください．

対処方法・考え方

　　救急撮影に限らず検査の目的は，鮮明で情報の多い画像から正確な診断結果を治療行為に繋げることであって，検査中の転倒や転落によって二次的に外傷を負うことは回避しなければなりません．検査はより安全に短時間で終えることが重要です．また救急撮影においては，通常の検査依頼時より事前に入手できる情報が極端に少ない状況を経験することがあります．さらに撮影前の診察や処置に対応している依頼医や看護師から受ける緊迫感が通常の判断を鈍らせることがあります．撮影時においても患者さんとの意思疎通ができない場合や，痛みを伴って無意識に体を動かしたり，検査を拒否する態度をとったり，痛みをかばう姿勢から撮影体位を取りにくい場合があります．

　　安全に検査を実施するためには，撮影室に患者さんを入室させる前に依頼内容を十分把握して寝台や検出器とX線管の位置や向きをあらかじめ合わせて，撮影補助具を準備しておくことで慌てず一人で撮影を落ち着いて行えるように対処する必要があります．

　　救急撮影の依頼を受けてから，患者搬送までには処置が長引くことなどで待機時間を生じることもあり，撮影依頼が立て込んでいなければ，検査待ち時間を使って自ら診察室や処置室に足を運んで情報収集することは危

険予知をするうえで有意義です．患者さんが撮影室を訪れるシチュエーションも独歩，車いす，ストレッチャーを想定し，独歩と車いすでは患者さんが単独もしくは介助を伴い撮影台に移動するため転倒する可能性が高く，ストレッチャーによる移動では移動後の撮影台からの転落を考慮することになります．

　撮影室で技師が患者さんを介助している際に不注意で転倒（や転落），もしくは患者さんから離れた際に転倒した場合，転倒防止義務を果たしていたかが重要です．立位で撮影する際は，前方や後方に転倒することを想定して，転倒を防止する手すりを近づかせたり握らせたりすることが重要ですし，転倒しても打撲しにくくするために座位の撮影や立位であればストッパーをかけた車いすを患者さんの後方に近づけておくことが有効です．逆に点滴台などの不安定な機材に体を任せたりさせる行為は避けるべきです．

　放射線の曝射時や撮影後の画像確認以外は，患者さんから目を離さないようにして可能な限り近距離で介助を行うことが肝要です．画像確認時などの放射線を曝射していない間で患者さんの介助にあたれない場合は，患者さんを搬送時の状態に戻すか，患者搬送にあたった医療従事者や付き添い者の協力を得ることが転倒事故を未然に防ぐ重要な手段になります．

☑本事例の要点

　救急撮影を行う患者さんは搬送された主因以外に撮影行為のための負荷により，二次的に血圧低下や痛みの増強，貧血による意識喪失や低血糖に陥る危険性が高く，救急撮影を必要とする患者さんには，薬剤の不適切な服用なども想定され高い危険性があります．検査室での応援や協力を得にくい状況にある場合が多いですが，転倒を予測してその頻度を低減させ，転倒した際も症状を和らげることができるような固定やサポートを怠ってはいけません．

（南部秀和）

4 撮影中に患者さんの意識がなくなった！

シチュエーション

今年度より当直業務に入った，入職2年目の技師です．先日の当直時のことです．午後，透析後の患者さんが帰宅途中に気分が悪くなり引き返して救急を受診されました．研修医より立位胸部単純撮影の依頼が出され，家族に付き添われ車椅子にて撮影室に来られました．

「○○さん気分はどうですか？」と尋ねたところ「大丈夫です」と返事をされ，「立てそうですか？」と聞くと「立てると思います」と返され，前回画像をチェックし立位での撮影を行っているため，プロテクターを着て補助し立位での撮影を行うことにしました．撮影台の前に補助して立ってもらい，「ふらつきませんか？」と聞くと，「大丈夫！」の返事．患者さんの体を支えつつ撮影台に顎を乗せ，撮影ポジションを取り「息を吸って止めてください」と言って息を吸っているのを確認して撮影しました．「息を楽にしてください」と言ったところで患者さんの異常に気付き「○○さん大丈夫ですか，○○さん大丈夫ですか？」と尋ねるも返事がなく，体を抱きかかえたまま車椅子に座らせ，もう一度肩を軽く叩きながら「○○さん大丈夫ですか！　○○さん大丈夫ですか！」と大きな声を掛けところ5秒ほどで意識を取り戻されました．

救急に至急連絡し看護師・研修医が駆けつけバイタルチェックを行い，診察室へと戻って行かれました．仮に意識が戻らなかった場合を考えると一人ではとても対応しきれず，患者さんの生命に関わる事例でした．

今回の場合，どのように対応すればよかったのか教えてください．

対処方法・考え方

透析患者さんでは，透析後の起立性低血圧は透析終了直後によく起きます．そのあとでも起立して意識を消失（失神）することがあります．また，

首の動脈（椎骨動脈）に動脈硬化症がある場合には下顎挙上をすることによって，一時的に脳虚血となり失神を引き起こすこともあります．

　依頼する側としては正確なドライウェイトを評価するため，胸部X線写真を撮影して心胸郭比（CTR）を測定し，過去データと比較して診断をしたいということで，前回と同様の立位撮影を必要とします．

　以上の事項をふまえて，今回の事例では患者さんが立てると言った場合でも，はじめに依頼医に連絡して立位撮影時の危険性を伝え，依頼医が立位での撮影を必要とするのであれば，依頼医もしくは看護師の立ち合いの下で立位撮影を行います．依頼医などが立ち合えない場合は車椅子上で座位のまま撮影する選択がベストだと考えます．

☑本事例の要点

　今回の事例のポイントは，まず透析後の患者さんについての危険性の知識があったか，また立位胸部単純撮影の必要性についての知識があったかの2点にあります．患者さんの安全性を第一に，次にわれわれが行う検査に何が求められているかを熟知していることが重要です．また今回は医療過誤に繋がりかねないケースです．インシデントして報告して，病院として医療安全の面から当直時の救急患者の検査には"必ず救急スタッフが付き添う"などの取り決めが必要です．加えて，特に救命救急を担当する技師は，最悪の事態に備えて心肺蘇生法の技術をしっかりと身に付けておく必要があります．

（渡辺一廣）

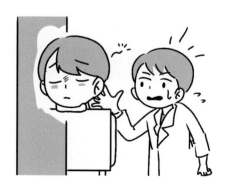

5 基本撮影の体位ができない場合の
ポジショニングと撮影条件が知りたい.

シチュエーション

　　ローテーションで初めてER部門で業務する新人技師です. ある時5歳
男児がブランコから落下し右手をついて受傷, 近くの接骨院でシーネを巻
いた状態でERを受診されました. 整形外科医から右肘2方向の撮影依頼
がありましたが, 肘を曲げたままでのシーネ固定で撮影室に呼び込んだ時
点で半ベソ状態, 痛くて右肘を撮影台に乗せられそうにもありません. ど
うポジショニングすればよいのか, また動きそうですし, シーネを巻かれ
た肘が曲がったままでの撮影条件も思いつきません.

　　結局, パニック状態となってしまい先輩技師へ助けを求め, 撮影室を交
替してもらっての対応となりました. ルーチン撮影のポジショニングがで
きず, 撮影条件も浮かばなかった今回のようなケースに, どのように対応す
ればよかったのか教えてください.

対処方法・考え方

　　5歳～10歳の小児肘周辺骨折で一番多いのが上腕骨顆上骨折です. 特に
男児に多く, ほとんどがブランコや滑り台などの遊具からの転落で手をつ
いての受傷です. 今回の場合, まず疑うのが右上腕骨顆上骨折です. 最初
に側面の撮影から挑戦します. 側面画像を診ることで顆上骨折の有無とそ
のグレードの判断ができます. シーネを付けたままの状態でも側面画像の
障害陰影とならずに撮影できることがほとんどです. ポジショニングする
うえでもシーネをしたままのほうが患児は痛がらないので検査自体が痛い
検査ではないことを知ります. これをルーチン通りに正面撮影から行おう
とすると, まずシーネを外す時点で患児は不安を覚えます. それに無理に
肘を伸ばそうとすれば痛みを伴い撮影への協力が得られないばかりか, 最
悪, 撮影検査自体が何も行えない状況となります. また顆上骨折がある場

合は，無理に肘を伸ばそうとするとグレードを引き上げてしまう危険性も
あります．側面を撮影して顆上骨折が明らかであれば，依頼医に連絡して
シーネを外すか・外さないかの確認をして，上腕骨にあわせた正面の撮影
を行います．撮影条件はシーネを外せば普段通りの子供用の撮影条件で，
シーネのままでも少し撮影条件を上げるだけで大丈夫です．

　小児撮影の場合，いかに早く患児との信頼関係を結べるかが鍵となりま
す．今回のように技師がパニック状態では患児に不安を感じさせ，質のよ
い検査は望めません．患児を誉めて"やる気"を引き出せるコミュニケー
ション能力などが身に付けられよう知識と経験を積むことが求められ
ます．

☑本事例の要点

　今回の事例に限らず，ERでの撮影ではルーチンのポジショニングが取れな
いことが多々あります．ルーチンに拘らずに立位や臥位でも臨機応変なポジ
ショニングでの撮影が求められます．特に新人技師の方々にはソフトスキルと
して
・自分の仕事などで積んできた経験をしっかりと振り返ること（振り返り）
・自分自身を省みて良し悪しなどを考えること（省察）
・自分の考えや言動，周りの状態などを省みること（内省）
　以上3つのリフレクション（reflection）を日々積み重ね，習慣づけることが
必要です．本事例でもリフレクションを身に付ければ，早々に対応できるよう
になるでしょう．

（渡辺一廣）

想定事例

1 撮影補助のために看護師を呼ぶ場合と呼ばない場合は，どう判断すればよいの？

シチュエーション

　ポータブル撮影のために病棟に行き，ナースステーションに声をかけて病室に向かいました．病室に入り患者さんに声をかけますが応答はありません．高齢の認知症患者さんのようです．看護師は忙しそうでなかなか来てくれません．患者さんは小柄で細身，点滴ルートはありますが，自分一人でも撮影できそうです．時間もないので一人で撮影してもよいでしょうか？

対処方法・考え方

　ポータブル撮影は，X線撮影室への移動が困難などの理由により依頼されているため，必ず検査前に医師や看護師に撮影部位を伝えたうえで患者さんの病状などを確認してください．病棟に向かう前に前回画像とカルテで患者情報を確認しておくこともお勧めします．カルテ内容から依頼オーダーの間違いなどを発見する場合もあり，その際には先輩技師や上司に相談しましょう．

　看護師がなかなか病室に来てくれない場合がありますが，ナースコールを活用するなどしてコミュニケーションをとってください．患者さんが元気そうで本人が大丈夫と言っても，ベッドのギャッチアップ制限などがあります．遠慮しないで確認しましょう．

　医師や看護師から「介助がなくても大丈夫です」という返事があっても，自信がない場合には介助してもらいましょう．高齢患者さんの場合，無理してカセッテの挿入などを行うとスキンテア（皮膚裂傷）が生じることもあります．一人で撮影を行う場合には検査前に患者さんの状態をしっかり観察し，点滴ルート抜去やドレーン抜去などの異常がないことを確認した上で慎重に検査を行ってください．検査中は患者さんに検査部位やどのよ

うに撮影するかを丁寧に説明し撮影に協力してもらいましょう．意識がない患者さんであっても声をかけるようにしてください．検査終了時も必ず看護師に声をかけてください．気が付かずにルート抜去などが発生していることもあるためです．

☑本事例の要点

　病棟に行くと看護師が忙しそうにしているので，話しかけにくいと思います．しかし確認もせず一人で検査を行った結果，スキンテアやルート抜去などが発生する可能性もあります．チームSTEPPS（医療の成果と安全を高めるための良好なチームワークを作り上げる方法）の相互支援のツールとして「2回チャレンジルール」があります．1回であきらめず，少なくとも2回は伝えてみてください．また何かおかしいと思った際に伝えるツールとして「CUS（カス）/心・不・全」があります．「心配です．不安です．安全の問題です」と伝えてみてください．

　また他職種との日頃のコミュニケーションが業務への協力に影響することがあります．「CT検査に患者さんを連れて行ったとき，冷たい態度をとられたのであまり協力したくない」と話す看護師がいました．お互いさまの精神で気持ちよく協力し合うことが，患者さんへの良質な医療提供にもつながります．

（田部井照美）

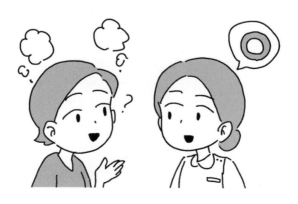

2 病室（ベッド）撮影時に患者さんが痛がって，うまくFPDが入れられません．

シチュエーション

　入職2年目の技師です．撮影経験はまだ浅いですが，最近はようやく何でも一人で任せてもらえるようになってきたところです．今日は午後から病室撮影を担当し，一人で回っています．

　これから胸部写真を撮影する患者さんは，点滴と酸素吸入はしているものの意識ははっきりしているようなので，「○○さんですね．今から胸の写真を撮らせてもらっていいですか？」と直接ベッドサイドで問いかけました．患者さんはコクリと頷いてくれたので「わかりました．じゃあ，こちら側からゆっくり板を入れてみますね．痛かったら言ってください」と患者さんのルートの確認をしながら右手をよけ，FPDを4分の1ほど患者さんの体の下に入れました．そしてパネルの端が患者さんの正中にかかろうとしたとき，「痛い，痛い，痛い，痛い」患者さんは辛そうな顔をしてこちらを見つめています．

　さあ困った．いったいどうすればよいのでしょうか．

対処方法・考え方

　病室撮影を必要とする患者さんは，基本的に重症です．撮影は病棟スタッフと一緒に二人以上で協力して撮影するようにします．仮に一人で撮影にとりかかる前には，まず病棟スタッフに技師一人でも対応可能かどうか，必ず確認してください．本ケースの場合，技師一人で撮影しようとしているので，まず病棟スタッフを呼んで患者さんをフラットにしたまま一緒に持ち上げてFPDを入れるようにしてください．痛がる患者さんに対しては，病棟からバスタオルを借りてFPDに巻いたり，痛みの部分にバスタオルを当てたりして，少しでも患者さんの痛みを和らげる工夫をすることが大切です．患者さんに頑張るよう声をかけ，様子を確認しながら

ゆっくりと作業します．しかしそれでも患者さんが痛がって挿入できない
ような場合は，決して無理をせず病棟スタッフから担当の先生に連絡を
取ってもらい，あらためて指示を仰いでください．やむを得ず一人で撮影
する場合は，患者さんの体を不十分な体制で持ち上げてFPDを挿入した
り，体をローリングさせてFPDを体の下に置き，反対側からFPDを引い
たりすることもありますが，これらは患者さんの血圧変動や椎体損傷，
ルート破損などの合併症リスクを上げる可能性があるので，十分な注意が
必要です．基本は患者さんの体の下に敷いてあるバスタオルなどを使っ
て，二人以上で患者さんをフラットなままリフトするか，本人に上体をそ
らしてもらって挿入するなどの方法が有用です．

☑本事例の要点

　病室撮影やベッドの撮影でFPDを患者さんの背中に入れる際，患者さんが
痛がるケースは意外とよくあります．中でも比較的多いのが背骨が曲がって飛
び出ている部分や傷が直接FPDに触れたり干渉したりして痛がるケースです．
そんな時はFPDが接触している痛みの原因となるところにバスタオルやスポ
ンジなどのクッションを入れるだけで患者さんの痛みはだいぶ軽減されます．
また挿入時は患者さんに痛みを紛らわせるよう声をかけたり，撮影後に患者さ
んの体位や病衣を整えたりすることも撮影の一環です．

（村上克己）

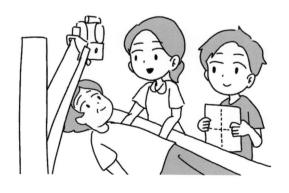

3 まだ感染症患者さんの撮影に慣れていなくて不安に感じる部分が多いのですが.

シチュエーション

　300床の一般病院に今年入職したばかりの新人技師です. 現在, 一般撮影とポータブル撮影を担当しています. まだ先輩技師と一緒に業務を進め, いろいろな仕事を覚えている段階です. 撮影業務, 患者接遇, 医療安全, 感染予防など覚えることが多く苦労しています. そんななか, 新型感染症が流行し勤務している病院にも少しずつ感染症疑いの患者さんが来院し, 撮影に来るようになりました.

　病院では感染管理看護師 (ICN) から感染予防具 (PPE) の着脱法について実習指導が行われ, 診療放射線科でも先輩技師から感染症患者対応マニュアルをもとに指導を受け撮影を行っています. 感染症について詳しい知識もなく教えてもらった通りに撮影を行っているだけなので, 感染症患者さんの撮影にまだ慣れません.「自分が感染を広げてしまうのではないか……」「自分が感染症に罹ってしまうのではないか……」と不安に感じる部分が多いのですがどのようにしたらよいのでしょうか.

対処方法・考え方

　まずは感染対策に対し正しい知識を身に付けることが重要となります. 標準予防策（スタンダードプリコーション）は, 感染の有無にかかわらず, 医療が提供されるあらゆる環境においてすべての患者さんに実施されます. すべての血液, 体液, 汗を除く分泌物, 排泄物, 傷のある皮膚, 粘膜を感染の可能性がある対象としており, 患者さんおよび医療従事者の感染リスクを軽減させるための対策としています. 手指衛生は感染予防対策の基本であり, 標準予防策の重要な要素でもあります. 手指に付着した病原性微生物などを除去し, 手指や環境を介した間接接触感染の防止を目的とし, 石鹸と流水を用いた手洗いと速乾性手指消毒があります. 個人防護具

（PPE）は標準予防策および感染経路別対策の実施のために使用します。手袋，マスク，ゴーグル，エプロン，ガウンなどがあり，目的に応じて防護具を選び正しい方法で着用することが重要です。その他に血液媒介病原体曝露防止，呼吸器衛生・咳エチケット，患者の配置，器具等の取り扱い，環境整備などの対策を行うことが必要になります。

　感染経路別予防策は，伝搬性の強いあるいは疫学的に重要な病原体が感染・定着している患者さんに対して，「標準予防策」に加えて行う感染予防策です。主な感染経路は，空気，飛沫，接触があり，多感染経路を持つ疾患では，それぞれの経路別予防策を併用する必要があります。病原体の感染経路を知り，その経路を遮断させるために感染経路に合わせた予防策を適切に実施することがとても重要になります。施設の感染予防対策マニュアルを確認し，日ごろから感染防止の訓練をしておくとよいでしょう。

☑本事例の要点

　感染症は，病原体，感染経路，宿主の3つの要素が揃うことで成立します。感染対策はこれらの要因を取り除くことが重要です。特に感染経路の遮断は感染拡大防止のための重要な対策となります。また，病原体を「持ち込まない」「持ち出さない」「拡げない」が基本の行動です。さらに未知の感染症の対策でも，これらの取り組みをしっかり行うことと，不確かな情報に惑わされず確かな情報を入手すること，知識をしっかり身に付けておくことが感染対策につながります。

（榎本健児）

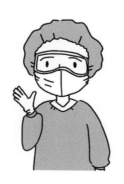

想定事例

4 ほかの患者さんがいる大部屋で撮影しても構わないのでしょうか？

シチュエーション

　4人床・大部屋にいる患者さんの内視鏡手術後のポータブル撮影の依頼があり，病棟看護師より「内視鏡室から帰室したのでポータブル撮影をお願いします」との依頼の電話を受けて，病棟にポータブル撮影に出かけました．ナースステーションに声をかけ患者さんのもとに看護師とともに伺い患者確認のあと，ポータブル装置のセッティングを行っている時，担当看護師から「ほかの患者さんは避難しなくても大丈夫ですか？」と質問を受けました．

　撮影担当の技師は「念のため動ける患者さんは病室の外に案内してください」と説明し，患者さんの誘導が終わったことを確認してから撮影を行いました．この対応で間違いなかったのでしょうか？

対処方法・考え方

　「病室撮影での2mルール」を聞いたことはありますか？　これは撮影患者さんから2m離れていれば大丈夫であるという意味です．診療放射線技師や看護師，病室内の患者さんなどの放射線被ばくは散乱線による被ばくになります．この散乱線の被ばく線量は胸部や腹部の正面撮影において撮影患者さんから2m離れた場所で$1\mu Sv$以下であり，1年間に浴びる自然放射線量である約$2mSv$の約1/2,000以下と微量です．2mルールのルーツは「在宅医療におけるX線撮影装置の安全な使用について」（平成10年6月30日医薬安第69号）の通知文に「X線撮影に必要な医療従事者以外は，X線管容器および患者から2m以上離れて待機する」と記述があるからです．

　2mルールが適応にならない撮影もあります．頭部の側面撮影や骨関節の側面撮影などの際にクロステーブルにて撮影する場合です．X線管球を天地方向から90度回転させて行う撮影となるため，散乱線被ばくでなく

直接線被ばくが想定されます．直接線被ばくは散乱線被ばくのμSvのレベルではなくと mSvレベルになるため照射方向の患者・家族・介助者の被ばくは避けなければいけません．撮影方向から移動してもらうか，または照射野範囲より大きなストッパー物（鉛板や厚みを考慮したプロテクターなど）をカッセテ後方に置くことで直接線を線束後方に照射しない工夫も必要です．

　以上のように特殊な撮影以外は2mルールを順守することで大部屋でのポータブル撮影を安全に行えます．

☑本事例の要点

　本事例では，撮影担当の技師は「念のため」容易に動ける患者さんだけでも移動させようと判断しましたが，移動できない患者さんの立場になってみると「私は置いてけぼりで被ばくは大丈夫なのだろうか？」と大変不安になるでしょう．さらに被ばくを避け逃げたい一心で歩くこともままならない患者さんにとっては，移動することのリスクが非常に高いことも考慮する必要があります．

　診療放射線技師によって判断がまちまちであることもよくありません．院内ルールを決めて，ルールに沿った運用が望まれます．さらに放射線管理（被ばく管理）において，基本である照射範囲を限定する（きちんと絞る）ことも重要です．

（長谷川隆幸）

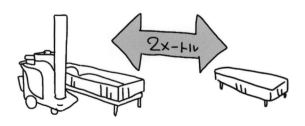

想定事例

5

担当の看護師が撮影の時「キャー．ちょっと待って！」と言って病室から走って逃げました．ひどくないですか．

シチュエーション

　大部屋に入院中の患者さんの呼吸状態が悪くなり，担当医師から至急の胸部ポータブル撮影の依頼を受けました．ナースステーションにて撮影患者さんの部屋を確認し，担当看護師と病室を訪れましたが，その日は土曜日で患者さん家族が大勢お見舞いに訪れていました．

　撮影患者さんの背中に看護師と一緒にカセッテを挿入し，呼吸状態が悪いため患者さんの呼吸状況を目視で確認しながら「それでは撮影しますね」と患者さんに声をかけた途端，担当の看護師が「キャー．ちょっと待って！　逃げるから待って！」と叫びながら病室から走って出て行きました．

　その時です．大部屋にいたほかの患者さんや家族がざわつき，撮影患者さんの隣にいた患者さん家族から，「放射線の被ばくは大丈夫ですか？」と詰め寄られ困りました．

対処方法・考え方

　患者さんのみならず家族や介助者も2mルールに則り，撮影患者さんから2m以上離れていることを確認して撮影してください．医療スタッフ自身が2mルールを守った行動は患者さんや家族に「この場所に居ても大丈夫なんだ！」という安心感を与えます．よって看護師を中心に医師や，同室患者さんのリハビリを行っている理学療法士，清掃スタッフなど医療従事者を中心にすべての病院スタッフに2mルールを理解してもらい，実践してもらうことがとても大切です．具体的には放射線被ばくに関連した院内勉強会・講習会を行うなどの院内スタッフへの教育が大切です．特に看護スタッフはポータブル撮影の介助を行うことが多く，また患者さんや家族から心配事の相談を受けることも多くあります．よって看護スタッフには病棟単位，手術室スタッフ向けなど多くの勉強会を積極的に開催し理解

を得る活動が大切です.

　正しい知識を得た病院スタッフは患者さんの前で毅然とした対応ができ,「キャー. 何で撮影しちゃったの」といったような間違った行動はとらなくなるでしょう.

　なお, 患者さんおよび家族への対応として注意したいことがあります. ひとつは患者さんや家族の方に可能な範囲で撮影前に「その場に居たままでも放射線の被ばくは問題ありません」と声掛けを行ったほうがよいです. その際, それでも病室外に移動する場合はその方の意見を尊重すべきです. いくら被ばく線量が少ないといえ, それでも被ばくを嫌う方がいます. もうひとつは見舞いの家族が妊娠中の場合や, 産科病棟の患者さんの場合です. 2 m ルールを受け入れられる方もいるかもしれませんが, 妊娠中においては極端に神経質になっていることが多いので, 本人の納得のいく処置をとるようにしてください. このように客観的なリスクよりも主観的なリスクを尊重すべき時もあることに注意しましょう.

☑本事例の要点

　医師・看護師を中心とした医療スタッフの放射線被ばく教育がとても大切です. 患者さんやその家族が医療にまつわる相談をする場合の多くは医師・看護師です. 放射線被ばくに関しても正しい知識のもと, 放射線被ばくを説明できるスタッフを養成するために院内勉強会や講習会を行うことが大切です. また, 日本国民は放射線被ばくに対して過敏に反応しがちなので, 不安をあおるようなことは避けるべきです. 必要に応じて自然放射線と比べて極端に少ない被ばく線量であることの説明は効果的です.

（長谷川隆幸）

6 撮影補助をしてもらう看護師に，どのように被ばくについて説明したらよいのでしょう．

シチュエーション

入職して2年が経過し，ポータブル業務に関して自信を持って撮影ができるようになってきました．回診前の点検を終えて病棟に向かい，いつものようにナースステーションに回診にきた旨を伝えて撮影介助をお願いしました．ポータブル撮影については医療安全の観点からも放射線技師が単独で行うことはなく，看護師に撮影補助していただいています．看護師とともに撮影準備を行い，準備完了後，看護師と面会者には病室外に退避していただき撮影を行いました．

撮影後に補助していただいた看護師にお礼を言うと，「患者さんの重症度により撮影時にできるだけ近くに居たほうがよい場合があるが，どの程度離れなければいけないのか」と質問を受けました．業務を覚えることに一生懸命で，そのようなことを考えたことがなかったので明確な返答をすることができませんでした．また，その話を聞いていた隣のベッドの家族から「隣のベッドに寝ているのですが，被ばくは大丈夫か」と質問を受けて「撮影に使用する線量は少量なので大丈夫です」という回答をしました．

放射線に関する知識には自信があったのに，いずれの質問に対しても明確に返答できず，自分自身で納得できませんでした．

対処方法・考え方

放射線は医療のなかでも重要な役割を担っており，看護師は所属に関わらず放射線検査との関わりを持っています．したがって，放射線とその防護について知識を身に付けておく必要があります．全体集会やe-ラーニングなどを活用し看護師に対して放射線に関する教育を行い，そのうえで病室では被ばく防護の三原則を念頭に対応していただくよう説明するとよいでしょう．

放射線防護の三原則

距離：放射線は距離の2乗に反比例し減弱するため，距離をとる．

時間：可能な限り被ばくする時間を短くする．

遮蔽：防護プロテクターなどを適切に使用する．

　一般的な胸部や腹部の臥位撮影を行う場合，2m離れると周囲への散乱線の影響は$0.1\,\mu$Gy以下と無視できるくらい少なくなります．医療用ベッドの横幅が1m程度であり，ベッド2台分と考えるとイメージしやすいです．同室患者さんについては，撮影患者さんと最も近い場合でも2m程度は離れているため，必ずしも撮影時に退室する必要はありません．特に，病態が不安定な患者さんの場合には移動に伴うリスク（急変）などが懸念されます．移動が可能で比較的ADLが自立している患者さんには，退室いただいてもよいかと考えます．

　看護師をはじめ医療従事者が被ばく防護のために必要以上の行動を取ると周囲に不安を与える可能性も考慮せねばなりません．適切な行動について医療従事者へ説明する際には，被ばく線量をイメージ・可視化できることから，線量分布図やポケット線量計などを活用することも有効と考えられます．また，医療従事者がその場から一時的に離れることについて，医療安全上問題ないかを自施設において確認しておくことが望ましいと考えます．

☑本事例の要点

　看護師への放射線教育を行い，医療現場における放射線の安全性についての理解を得ます．

　不必要な被ばくを避けるための方策として，距離・時間・遮へいを念頭に置いた具体的な指示をするとよいと考えます．

（宮野良介）

想定事例

1 授乳中の患者さんの場合，どのように撮影するべきでしょうか？

シチュエーション

　　患者Aさんは授乳中であり，乳房が張ったように感じていました．また，右の乳房に若干の痛みを伴うしこりがあることにも気づき，乳腺外科を受診しました．検査としてマンモグラフィが依頼され，撮影室にやってきました．

　　マンモグラフィ担当の診療放射線技師Bさんは，Aさんを撮影室にお呼びして氏名や撮影部位の確認，撮影方法の説明をして準備に取りかかりました．検査依頼内容には乳房にしこりありと記載されていることを確認していたので，Aさんに撮影時には圧迫版でしっかりと押さえること，その際に少し痛みがあることなどを説明していると，Aさんから「授乳中で押さえられると母乳が出てしまうと思うんですけど……」といわれました．Bさんは授乳中の患者さんのマンモグラフィは初めてのことで，すぐにどのように答えればよいかわからず，「少しお持ちください」と言って先輩技師へ相談に行きました．

　　この場合の対応はどのようにすればよいのでしょうか？

対処方法・考え方

　　授乳中は，たくさんの母乳を作り出すため，乳房が張ったように感じます．作られた母乳が適切に乳房から出ればいいのですが，そうでない場合は母乳が乳管に溜まり詰まってしまい，硬いしこり（乳瘤）ができることがあります．それにより，乳腺炎を引き起こしてしまいます．乳がんのしこりも乳瘤のしこりも放っておくと危険ですので，早めに診断を得ることが重要です．ですので，何らかの画像診断が必要になる場合があります．授乳中は乳腺が発達していることを考慮して，超音波検査が実施されることが多いですが，患者さんの状態によりマンモグラフィを選択されること

もあります．

　では，撮影現場での対応方法について考えてみましょう．この事例のＢさんのように，初めての撮影ということも決して珍しくはありません．患者さんの前でバタバタしてしまうと不安感を与えますので，施設としての対応をあらかじめ把握しておくことが大切です．まれにしかない状況だからこそ，しっかりしたマニュアルが必要です．また検査依頼のコメントとして，授乳中であることが記載されていれば事前に確認できますので，検査依頼医との取り決めも必要となります．

　授乳中でも診断上マンモグラフィが必要とされている場合は，可能な限り多くの情報が提供できる撮影をするのがわれわれの責務です．そのためには，圧迫することにも制限がかかり，画像診断の障害となる母乳を取り除いての撮影が必要です．したがって患者さんには検査前の搾乳をお願いしましょう．もちろん強要はできませんので，依頼医から事前に説明していただき，了解を得たうえで検査依頼をされることが一番です．本事例のように，事前対応がない場合は，診療放射線技師から搾乳することの利点を十分に説明し，圧迫時に母乳が出てしまうことも含めて患者さんにご理解いただくことです．マンモグラフィのように環境的に繊細さが必要とされる検査の場合は，特に患者さんに納得していただき撮影に臨むことが重要となります．

☑本事例の要点

　まれな検査ほどしっかりしたマニュアル作りが必要です．患者さんからの質問には丁寧に不安感を与えないように心がけてください．施設として必要なことをしっかり説明して理解してもらい，関わっている方々から撮影に協力してもらうことが重要です．

（琴浦規子）

想定事例
2 撮影しようと乳房に手を触れたら，豊胸術をされている患者さんだった．

シチュエーション

　マンモグラフィ撮影をする前に医師からのオーダーコメントを確認し，患者さんに検査の説明をし，「失礼します」と乳房に触ると，あれ？　この張りと弾力性はコメントには書かれていないけど豊胸術をされているのかな？　と思うことがあります．

対処方法・考え方

　医師は患者さんに問診し診察をしてからマンモグラフィのオーダーをするので，コメントに記載がないということはあまりないのですが，手術で入れる「シリコン・生食パック」はともかく，注射で入れる「脂肪注入・ヒアルロン酸注入」は患者さん自身もいわないことがあるようです．

　どの施設でも基本はオート（フォトタイマー）撮影されていると思います．その場合「脂肪・ヒアルロン酸注入」はそのままオート撮影できますので問題ありません．あまり圧迫しないようにしてください（おそらく張りがありすぎて圧迫できないので）．

　「シリコン・生食パック」のインプラント挿入はなるべく圧迫しないよう，インプラントを撮影範囲外に押し出して乳腺だけを圧迫するという方法で撮影するのが基本です．

　新しい装置には「インプラント処理」を行うスイッチもありますので，あまり圧迫しなくても画像処理によって読影するのに十分な画像を提供することもできます．

　押し出して乳腺のみを撮影することは難しく，シリコンが入り過ぎて装置がエラーを起こす時にはマニュアル撮影を行ってください．どの装置にもマニュアル撮影の条件表があり，例えば著者の施設では2D＋トモシンセシス撮影を行うので両方のマニュアル撮影条件を設定する必要があります．

☑本事例の要点

　検診施設では豊胸術の方は対象外となっています．豊胸術の方が来院するのは乳腺専門外来のある病院が多いのではないかと思います．上記の対応を行えばそれ程慌てることはありません．ただ患者さんの協力がないとマンモグラフィはできない検査ですので，普通の患者さん以上に丁寧な説明が必要です．マニュアル撮影を行うにも設定を変えるのに多少の時間はかかりますし，MLO撮影で反対側の胸が入りやすくよけてもらう必要があります．

　インプラントは美容整形（豊胸術）だけでなく，乳がん術後に形成外科で挿入される患者さんも多くいらっしゃいます（全摘出後インプラントは乳腺がないのでマンモグラフィは行いません）．バランスをよくするために乳がんではない方に挿入することも少なくありません．今後インプラントを入れている方は増えていくと思われます．そのためにマニュアル表をわかりやすい所に置いておくといった簡単なことでよいので対応してください．また普段から丁寧な説明を行い，いろいろな事情の患者さんに寄り添って一緒に検査していくという心がけが必要です．間違っても"ラジエーションハウス"のように新人技師が大声で「この人シリコン入れてるんです！」と叫び患者さんから「早くしてよ！」と怒鳴られることがあってはなりません．

（垣副裕子）

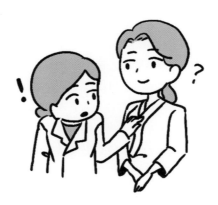

3 乳房が小さいことを気にされている方へ 上手く撮影する方法が知りたい.

シチュエーション

　　初めてマンモグラフィに来られた患者さんから「胸が小さいんですが，ちゃんと撮影できるでしょうか？　小さい胸は難しいと聞いたのですが……」と言われました.

　　依頼医師からの事前説明において裸で撮影すること，インターネットなどでマンモグラフィや乳がんについて調べて得た情報で，不安を抱え検査室に来られました.

対処方法・考え方

　　マンモグラフィを受ける患者さんは乳房の大きさだけでなく，年齢，性別，手術歴，痛みの感じ方などさまざまです. 特に大きさを気にしている場合は，コンプレックスがあり羞恥心が強いことが多い傾向です. しかし乳房の大きさが同じでも，乳房の張り具合や病変の位置によって撮影の難易度は異なります.

　　また，年齢によっては脊椎の変形により撮影体位が難しい場合，手術歴があり形状が不整な場合，その他マンモグラフィは女性だけでなく男性の場合もあります. みな一様に羞恥心と大きな不安を抱えています.

　　患者さんへは「撮影の難易度は大きさも無関係ではありませんが，一人ひとり異なるので大丈夫です」と声掛けし，安心させてあげましょう. まずはリラックスして検査を受けて貰えるよう説明することが大切です.

　　大きさに関係なく，圧迫による痛みがあること，乳腺全体を撮影するため体を装置に密着させ離れないようにして欲しいことなど丁寧な説明が必要です. 説明で理解が得られたら触診を行い，病変の位置や大きさを確認しながら，同時に患者さんの様子も観察しましょう. マンモグラフィのように，洋服や下着を外し裸で検査にのぞむということは，乳房の大きさに

関わらず"恥ずかしい"という気持ちでいることに理解を示し寄り添いましょう.

　では，実際の撮影現場の対応について考えてみましょう．マンモグラフィに限りませんが，再撮影がないよう極力一回で撮影することが望まれます．再撮影になると患者さんは「やっぱり胸が小さいからやりにくいのかなあ……」とより気にすることが考えられます．患者さんの責任ではないのに「胸が小さくてやりにくいですよね，すみません」と言うこともあります．病変についても「何か悪いものがあったのかな……」など心配が膨らみます．

　再撮影しないためにも，撮影する際の診療放射線技師の立ち位置も重要です．通常は患者さんの横に立ちポジショニングすることが多いですが，引き出した乳房が戻らないようにするため，患者さんの後ろに立ち，体が装置から離れないようにする工夫も効果的です.

☑本事例の要点

　リラックスし安心して検査を受けてもらうことが大切です．検査について十分に説明し患者さんの理解と協力を得てください．また撮影者の立ち位置など工夫しましょう.

（竹内昌美，田中　功）

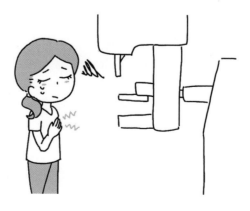

マンモトーム検査に不安を感じている患者さんからの質問には，どう答えるべきでしょうか？

シチュエーション

　ある日の午後，マンモグラフィ下マンモトーム生検をする患者さん．バイタルチェックで血圧，心拍数が高く不安で仕方がない感じです．

　「触ってもわからない石灰化？　が自分の乳房にできていて症状もないのにこんな怖そうな検査をしなければいけないなんて……．針も太いし麻酔をしても痛そうだし，普通のマンモグラフィだって挟んで痛いのに挟まれっぱなしで我慢できるかしら？　そしてもし乳がんだったらどうしよう……」

対処方法・考え方

　マンモグラフィ下マンモトーム生検はマンモグラフィでしか見つからない小さな石灰化を針で穿刺し専用の装置で吸引して，その検体を病理に出す検査です．著者の施設では放射線科医二人，放射線科看護師一人，放射線技師二人で行います．マンモグラフィ下マンモトームを行う患者さんの流れは基本的に

1. 本施設で事前にマンモグラフィ検査を行いLM，拡大撮影を追加撮影し，良悪性の鑑別を必要とするカテゴリー3-2以上の石灰化を認めたもの．

2. 乳腺科の医師がオーダーする．その際には放射線科が作成した「マンモトーム生検に関する説明書・同意書」という検査に関しての3ページにわたる説明書に沿って説明を行い，納得して検査承諾書にサインしてもらう．

3. 検査当日はまず放射線科看護師がバイタルチェックし，承諾書を確認，アレルギーの有無も確認する．

4. 放射線科医師による説明とマーキング後，タイムアウトで患者情報を

共有する.

5. 最後に放射線技師が検査ベッドや体位の説明をしたあと，側臥位で寝てもらい検査開始.

6. 検査中は何かを行う度に声をかける「撮影します」「消毒しますよ」「これから麻酔します．チクッとします．次に奥まで麻酔します」麻酔中は患者さんの手を看護師や技師が握り，ピアス時には音が大きいので耳をふさぎ，テープアレルギーがあればテープの種類を変え，金属アレルギーがあれば採取後のマーカーは入れない，など手厚い対応を行う.

とにかく患者さんと対話し不安を感じればその反応を見て対処していくことが大切です.

☑本事例の要点

対応方法でも挙げたように，医療スタッフも多く物々しい検査ですが，乳腺科でも放射線科でも説明に説明を重ねていますし，当日も医師と看護師がいるので患者さんの心理的な不安に対応してもらえます．技師は挟まれた胸が痛いとか手や足の位置が悪いなど主にポジショニングに関しての対応を行い，バスタオルや補助具で痛みの軽減を図ります．大体10分程度で検査自体は終わり止血となるので，患者さんは安心され「思ったより大したことなかったわ」という患者さんが大多数です.

・検査中はスタッフ同士で無駄話をしたり笑ったりしない.

・患者さんの前で教えながら行ったりしない．その際は患者さんに同意を得る.

・スタッフのミスを患者さんの前であからさまに指摘しない.

など患者さんが不安や不快になることを行わないのは当たり前のことです．1週間から10日程で病理結果は出ますが，検査が終わってしまえば結果に関する不安のほうが大きいと思います．以降は乳腺科での対応となります.

（垣副裕子）

想定事例

5 男性マンモグラフィ撮影なんてやったことがなくて不安です．

シチュエーション

今日の撮影予定に男性患者さんを見つけました．男性は乳腺が少ないし，女性のような乳房もありません．狭い部屋で患者さんと二人きり．撮影の際に乳房を挟むといってもどうやってよいのかわかりません．

男性の乳がんは本当にあるのでしょうか？

対処方法・考え方

男性も乳がんになります．2018年のデータによると罹患者は661人で，乳がん全体の約1％に当たります．女性はC領域，乳房の外側上部にできることが多いのですが，男性の場合，乳輪周辺に乳腺が集中しており，E領域にできることが多いです．男性乳がんは痛みを伴わず，硬く可動しないのが特徴でその多くが浸潤性乳管がんです．発症年齢は60〜70代が多く，女性乳がんよりも高齢で女性化乳房症となっている場合があります．若年層でも乳がんに罹ることがあるのですが，男性は乳房に注意を払うことが少なく（セルフチェックをすることが少ない），男性乳がんの認知度も低いので発見が遅れてしまうことがあります．

撮影方法は基本的に女性のマンモグラフィと同様です．女性化乳房や皮下脂肪の蓄積，皮膚が伸びることで圧迫すること（挟むこと）は難しくありません．筋肉質で挟みにくい時は，しこりのある部分だけなるべく広く撮影することを心がけてください．女性ほど乳腺が発達していないため，あまり圧迫する必要はありません．圧迫しすぎないように患者さんの痛みを考慮することで，撮影台から体が離れてしまうことを防げます．胸筋が発達している場合，CC（頭尾方向）でうまく圧迫できない場合がありますので，MLO（内外斜位方向）での撮影が重要です．また乳腺や脂肪が少ないため，肋骨の影響が出ないように工夫することも大切です．

　何より気を付けることは，撮影するときのことを思い浮かべてください．女性の撮影においてもかなり密着していますよね．男性マンモグラフィも同様で，挟んで痛いと後ろに逃げてしまうので，検査前の説明がとても大切になります．フェイスガードに顔をしっかりつけ，胸を装置につけたら離れないように指示し，痛みを伴うことを説明して協力してもらいましょう．それでも離れてしまう場合は肘で背中を押すなど工夫が必要です．患者さんとの距離，特に顔と顔が近づきますのでマスクやフェイスガードで顔の一部を隠すのも考慮してみてください．患者さんの多くは検査に協力的ですので，事前説明をしっかり行い普段通りの対応を心がけてください．

☑本事例の要点

　まず，どのような検査なのかわかりやすく説明を行い，理解してもらうことが大切です．経験したことのない検査を受けるのはとても不安です．安心して検査を受けてもらえるよう事前準備が必要です．

　われわれ技師も初めての時は不安ですが，患者さんも悪い病気かもしれないという不安を抱えています．患者さんの気持ちに寄り添えるよう努力することが大切です．

（小美野高志）

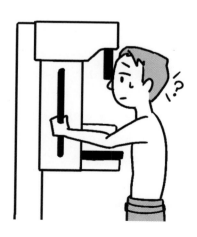

想定事例

6 マンモグラフィで女性技師がいない場合には，どう対応すればよいのでしょうか.

シチュエーション

　マンモグラフィを担当している女性技師から，当日欠勤するとの連絡がありました．この日はあいにく女性技師が一人も出勤していません．

　どのように対応すればよいのでしょうか．

対処方法・考え方

　マンモグラフィは，診療放射線技師の取り扱う業務のなかでも撮影の技術面および被検者の心理面で特殊性を持った検査といえます．技術面では観察領域を適切に圧迫し，ブラインドエリアの極力少ない，再現性の高い画像を撮影する必要があります．このため，撮影者は被検者の肩や乳房に触れ，被写体と装置との密着性の確保や乳房の適切な引き出しを行います．これらの作業には，撮影者の技量が大きく影響し，診断能の高い画像を得るためには高い熟練度が必要となります．一方，被検者の心理面からは，上記の作業による羞恥心や圧迫による肉体的な苦痛をともないやすい検査であるといえます．これらの面から，マンモグラフィの撮影には熟練した女性の診療放射線技師が担当する施設が多くなってきています．

　このケースの場合，まずはマンモグラフィの撮影が可能な技師が勤務しているかということが問題となります．技術的に施設の基準をクリアできる診療放射線技師がマンモグラフィを代わりに担当できるかどうかです．さらに男性の技師の場合には，施設の理念やルールに反していないかを検討する必要があります．たとえば女性に対する特別の配慮として，マンモグラフィの撮影を女性技師が担当することを公表している施設などです．このことが，その施設を受診する被検者の動機の一つとなっている場合は，男性技師が担当することは難しくなります．一方で，日常的に男性技師がマンモグラフィの撮影に携わっている施設では施行可能ですか，予約

時に被検者から女性技師を希望するなどの特別な依頼がなかったかどうかを確認する必要があります．また，急遽医療者側の都合での女性技師から男性技師への変更が生じてしまうこのようなケースでは，念のため被検者に状況を説明し，恥ずかしさ・時間的損失・交通費などの経済的損失を考慮したうえで，被検者本人にマンモグラフィを今日施行するか，予約を取り直すかの最終決定をしてもらうことが賢明だと考えます．

☑ 本事例の要点

　マンモグラフィは熟練度を要し，被検者に羞恥心や苦痛を生じやすい特殊な検査です．

　被検者は，恥ずかしくない，痛くない，時間のかからない，経済的負担の少ない検査で，適正な医療を受けたいと考えています．診療放射線技師として，技術的側面の熟達をはかるとともに，被検者の尊厳を守り，適切な説明を行い，理解と協力を得ることで，被検者の心理面のケアをすることも検査をするうえで重要であることを理解してください．

（田中　功）

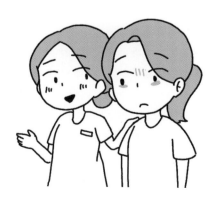

1 上部消化管撮影時に患者さんがバリウムを誤飲してしまった.

シチュエーション

　今月から透視検査のローテーションに入った経験の浅い技師です．上級技師から「今日は上部のバリウム検査があるから，一人で準備をして検査を行うように」といわれました．上部消化管撮影は上級技師に指導を受け監督のもと検査を行っていましたが，一人で検査を行ったことはありません．放射線部門システムで事前に検査内容を確認し，バリウムを準備しました．

　患者さんがみえたので検査室に呼び入れました．患者さんは高齢な方でした．鎮痙剤を注射し検査をはじめ，最初に患者さんにバリウムを口に含ませました．X線透視画像を見ながら患者さんにバリウムを飲んでもらったところ，食道ではない部位にバリウムが流れていくのを確認し，患者さんは咳き込みはじめました．患者さんがバリウムを誤飲したのを見るのは初めてでした．

　どのような対応をすればよかったのか教えてください．

対処方法・考え方

　バリウムの誤飲を発見した場合は，バリウムを痰として出すことを優先してください．対応方法は施設でマニュアルを作製していると思いますので，事前に確認しておいてください．設備・人員配置など施設で条件は違いますが，参考として対応方法の一例をあげます．

1. 直ちに検査を中止し患者を検査台からおろし，診察台などに移動させる．
2. ほかの職員（看護師など）を呼び，患者容態を観察するとともに血圧・脈拍・呼吸数などのバイタルを測定する．異常があれば医師（コードブルー）に連絡する．

3. 患者の容態が落ち着いたら，速やかに咳払いをさせ，バリウムを痰として出させる．

4. 必要に応じ胸部X線撮影またはX線透視で，バリウムがどの程度残存しているかを確認する．

5. 最後にバリウムの誤飲による注意事項を患者に説明する．バリウムの残存が多い患者では，帰宅後に異常を感じたら受診するよう説明する．

　上部消化管撮影で使用される硫酸バリウムの添付文書には「誤嚥により呼吸困難，肺炎，肺肉芽腫の形成等を引き起こすおそれがあるので，誤嚥を起こすおそれのある患者（高齢者，嚥下困難，喘息患者等）に経口投与する際には注意すること．誤嚥した場合には，観察を十分に行い，急速に進行する呼吸困難，低酸素血症，胸部X線による両側性びまん性肺浸潤陰影が認められた場合には，呼吸管理，循環管理等の適切な処置を行うこと．」との記載がありますので，誤飲に注意し検査を行ってください．

☑本事例の要点

　今回の事例では，患者さんが高齢であったため誤飲リスクが高かったと考えますが，「バリウムを一口量でゆっくり飲んでもらう」などの工夫を行い，検査を慎重にすすめれば誤飲リスクを下げることができます．自身が行う検査で起こりうる有害事象について情報収集し，その対応方法についてマニュアルなどで確認しましょう．また，その事象を発生させるリスクを下げる工夫を上級技師などから聞くようにしましょう．

（中井敏昭）

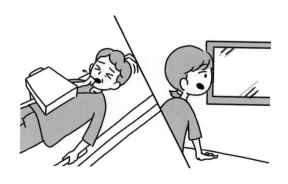

2 体位変換で患者さんが指示通りに動いてくれません.

シチュエーション

　バリウムを使用した胃透視の撮影をデビューしました. これまで先輩の指導のもと, 検査説明や撮影体位について反復練習を重ね「よし, いける!」と自信を持ち, 一人での検査を担当させてもらいました. しかし実際に見るとやるでは大違いで, 患者さんが指示通りに動いてくれません.

　どうしたら患者さんに説明通りに動いてもらえるでしょうか?

対処方法・考え方

　胃透視以外でも, 自分の説明が患者さんに伝わらないことはよくあります. ここで大切なのは,「説明が伝わらない原因は自分にある」と思えるかどうかです. 自分に原因があると意識することで,「選んだ言葉はわかりやすいか?」「専門用語を使っていないか?」など, 説明方法の改善に取り組み, 自身のさらなる成長に繋がっていきます. 成長を止めないためにも謙虚な気持ちで放射線医療に従事することをお勧めします.

　では, 何を改善すれば患者さんに説明が伝わりやすくなるのか?　この答えのヒントとして, 次の3つのスキルについてレベルアップに取り組むことをお勧めします. どのスキルも一朝にして飛躍的に向上するものではないので, 時間と経験を重ねながら自身の説明力を向上させてください.

1. ホスピタリティスキルの向上

　検査によって説明内容は変わりますが, 共通して言えることは「患者さんに理解してもらえるか」が重要です. 十分に理解してもらうためには, ホスピタリティの心をもって患者さんに接するように心がけましょう. 患者さんの立場や状況, 病気やケガへの不安, 検査を受ける気持ちなどを理解し, 技師側は思いやり・優しさ・気づかいを持って接することで, 患者さんの傾聴に繋がるため説明内容も伝わるようになります.

2. コミュニケーションスキルの向上

　検査説明は，野球のキャッチボールのように，技師側が伝えたい説明を発信し，患者さんがそれを受け止めて理解することで成立します．これはコミュニケーションの基本であり，患者説明を行ううえで重要なスキルといえます．悪い例として挙げられるのが，子供のころ遊んだドッジボールです．ドッジボールでは相手にボールを当てることを目的としたスポーツで，一方的に発信して終わりです．あなたの説明は一方的になっていませんか？

3. トーキングスキルの向上

　検査説明では，患者さんに理解してもらえるよう工夫して話すことです．例えば，検査着への更衣やアクセサリー類を外してもらう場合には，なぜ更衣が必要なのか，画像にどのような影響を及ぼすのかなど，理由を説明することで伝わりやすくなります．

☑本事例の要点

　相手に物事を説明することは，医療現場に限らず私生活においても苦労する場面があります．日頃から，話し方や語句の選択など話し方のスキルアップを意識することをお勧めします．そのことで医療現場における患者説明にも効果が現れると思われます．

（平川英滋）

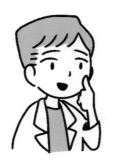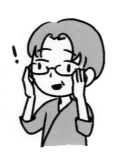

想定事例

3 慣れていないせいで透視検査を終えるまでに時間がかかってしまいます.

シチュエーション

　　今年度から入職し，夜勤業務に対応できるようになった経験の浅い技師です．その後，夜勤対応以外の業務を習得する目的で透視室の担当となりました．ある日，上級技師から「近いうちに，上部消化管造影検査を行ってもらうので予習などをしておくように」と言われました．「この検査を行うのは初めてなので，検査中は立ち会っていただけますでしょうか?」と尋ねると，「当日の業務次第だけど，撮影する順番は決まっているから，予習しておけば大丈夫」と言われ，結局当日は一人で行うことになりました.

　　撮影部位の順番は記憶していたため間違えることはなかったのですが，検査終了後に患者さんから「毎年この検査を行っているけど，今回は検査時間が長く感じた」と言われました．検査中は決められた部位をタイミングよく撮影するため，同じ姿勢を数回くり返しましたが，時間がかかったという認識はありませんでした．技術は経験で培うことができると思いますが，それ以外に検査時間を短くすることができるならば，どのようにすればよかったのか教えてください.

対処方法・考え方

　　今回の場合，決められた部位をタイミングよく撮影することは必須ですが，ほかに重要なことは患者さんと十分なコミュニケーションを取りながら実施していたかということです．そのためには，事前に患者さんの情報（耳の聞こえが悪い場合や説明に対する理解力など）を把握しておくことや患者さんへの声がけや気配りに必要なことは何かなど，検査をスムーズに行うために必要なことを収集しておくことが大切です．このように文章にするだけでは実践できないため，数名のスタッフでシミュレーションを行うことをお勧めします．例えば,

1. 患者役，技師役を各一名ずつ設定し，実際の検査と同じように検査説明を行い，ほかの方に観察者を依頼する．
2. 患者役は，患者さんの立場になって演じることで患者さんの気持ちを実感する．
3. 観察者は，二人のやり取りを客観的に観察し学習する．
4. シミュレーション終了後，技師役，患者役，観察者それぞれが感じたこと，学習したことを話し合う．

などの演習を行うことにより，ノンテクニカルな部分のスキルを習得してください．

☑本事例の要点

　今回の事例では，上級技師より「撮影する順番は決まっているから，予習しておけば大丈夫」と言われ，実践できたため大きな問題はないと考えます．ただ，患者さん目線での予習ができていたのか，検査中の患者さんの状態を目視する余裕はあったのかなど振り返ることが重要です．患者さんが年に一度の検査を毎回同じ技師が実施していたとすると，慣れない技師だと気づいた場合，検査時間が長く感じる時があると思います．慣れていない技師だと思われないためにも自分が患者さんの立場に立ち，どのようなコミュニケーションを必要とするのか，その重要性を体感してください．

（岩月孝之）

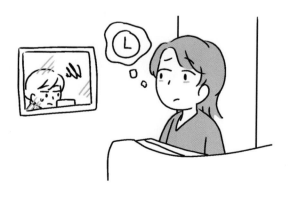

4 患者さんからMDLとUGIの検査について聞かれてしまった.

シチュエーション

入職1年目の新人技師です. 一般撮影やCT検査などを経験し, 放射線部の業務にも慣れてきたところです. 次のローテーションは特殊検査部門, 研修でX線TV室に配置されたある日, 放射線部の受付から「患者さんから検査についての問い合わせがあり対応して欲しい」との要請がありました.

そこには70歳代の男性患者さんがおり, 私に質問してきました.「来週火曜日に, 胃の検査を予約しています. この予約票には, 胃透視（UGI）の検査時間は9：00と書いてあります. 先生からいただいた検査説明書には, 手書きで"MDL検査なので, 朝ごはんは食べてはいけません"と書いてあります. これ, 先生が違う検査について説明していたのでしょうか？」

私は受付でUGI検査で間違いないことを確認し, 患者さんへ説明しました.「バリウムという薬を飲んでから胃の中の状態を検査します. 胃の中を空にしていないと病気があっても映りませんから, 当日の朝は食事をしないでお越しください」と説明し, 患者さんは帰宅されました.

内科の○○先生は何でMDLなんて書いたのかなぁ？　胃透視はUGIなのに！　私は腑に落ちないまま業務に戻りました.

対処方法・考え方

　　胃透視の検査は，英語でupper gastrointestinal series「上部消化管造影」を略してUGIと表記することが多いです．しかしながら，ドイツ語ではmagen durchleuchtungですので，MDLと表記する場合もあります．先生方は，自分自身が教育された学校や研修してきた病院，勤務する医療機関により，英語表記の略語とドイツ語表記の略語の双方を使用します．頸椎は，英：cervical spine（CS）　独：halswirbel（HW），腰椎は，英：lumbar spine（LS）　独：lendenwiebel（LW）ですが，現場で使用する略悟としては，頸椎はHW，腰椎はLWが一般的です．また，白血球（WBC）を"ワイセ"と言い，胃管カテーテルを"マーゲンゾンデ"や"NGチューブ"と言う名称で呼ぶことが多いのです．

　　われわれ医療従事者は，現場においてさまざまな略語や医療用語を用いて業務を行いますので，診療放射線技師として知っておかなければならない言葉や表現について，理解し習得する必要があります．

☑本事例の要点

　では，なぜ日本の医療現場には，英語とドイツ語が混在しているのでしょうか？

　明治時代に近代医学を日本へ広めるために，さまざまな先生方が海外へ留学しました．その留学先で医学を学んだ言語がドイツ語であり英語なのです．また留学した国によって病気に対する考え方や治療方針，患者に対する看護など異なる部分も多くありました．

　現在，日本の医療機関では英語による標記を基本としていますが，歴史的に医療現場においてはドイツ語と英語が混在して使用されてきました．この事実を理解するとともに知識として医療用語を習得することが大切です．

（馬場康史）

1 検査前の食事「担当医OK・説明書NG」どちらが正しいのでしょうか？

シチュエーション

　先輩技師から，「至急，次の患者さんの腹部単純CT検査をするように」と指示を受け，患者さんを検査室に案内し，患者照合・撮影範囲のインプラント（持続血糖測定器やICDなど）やアーチファクト因子の確認・息止め/静止の合図など基本的な注意事項を説明し，検査着を渡した際，患者さんから「検査説明書には検査前は絶食と記載されていますが，先程食事を摂ったばかりで大丈夫でしょうか？」と質問を受けました．返答に困り先輩技師に確認したところ，担当医が食事していても大丈夫と言っているのでそのまま検査を続ける旨の指示を受け，患者さんには「先生が大丈夫と言っているので検査します」と説明しました．

　検査は無事に終了したのですが，患者さんは腑に落ちない表情で診察のため，急ぎ診療科に戻られました．

対処方法・考え方

　腹部CT検査において，検査前に食事制限する理由はいくつか考えられます．まず，胃や十二指腸に食べ物が残っていると読影時に障害陰影となり胃壁や腸管の評価に影響を与える可能性があります．また，胆汁の噴出により胆嚢が収縮するため観察しづらくなる可能性もあります．つまり，腹部領域が撮影範囲に含まれる場合は食事制限が必要となることがあります．次に造影CT検査では単純CT検査で挙げた理由に加え，造影剤投与の急性副作用での嘔吐による誤嚥リスクを軽減する目的があります．

　ただし摂食直後に腹部CT検査を行ってはいけないというわけではありません．緊急性が高く，摂食に伴う不利益より検査施行の利益が上回ると担当医が判断した場合は，検査施行を優先します．また，このような事例を想定し，説明書の食事制限の項目に「ただし検査内容や検査部位などに

より異なる場合があります. 担当医の指示に従ってください」というような説明を加えるのもよいかもしれません.

☑本事例の要点

　本事例では, 担当医の指示と説明書の内容に相違があったため, 検査を受けることに不安を抱かれたのでしょう. このような質問を受けた際は「先生が言っているから大丈夫」の一言で済ますのではなく, 安全で質の高い画像情報提供のため, インプラントやアーチファクト因子について適切な説明をするのと同様に, なぜ検査を受けても大丈夫なのかという理由も併せて適切な説明ができれば, 患者さんもより安心して検査を受けられたのではないでしょうか.

　この事例に限らず, 患者さんから診察では聞きづらかった質問や相談を受けることがあります. 検査内容の不明な点をわかりやすく説明し, 検査に対する不安を和らげ患者さんとの信頼関係を醸成することも診療放射線技師の重要な技量の一つです. そのためには検査内容を十分に理解することだけでなく, より的確に伝えられるコミュニケーション技術の向上に努めることも重要と考えます.

（石浦基文）

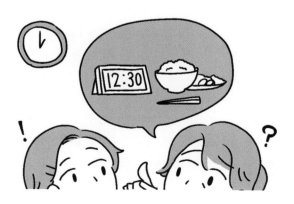

2 あごが引けなくて頭部のポジショニングがうまくいきません.

シチュエーション

　　CT研修中の新人技師です．一般的なルーチン撮影については数多く経験することができたので，単純CT検査なら自信をもって撮影できます．今日もCT担当でそつなく検査を行っていました．そんな中，救急室から頭部CT検査の依頼がありました．

　　事前情報は80歳男性，JCSレベル300．医師からは「至急お願い！」と言われ，少し緊張感が高まった状態で患者さんが到着しました．患者さんには円背があり，挿管中のためあごが上がった状態です．いつも通りに基準線に合わせることは難しそう．どうしよう……？

対処方法・考え方

　　脳領域の撮影を目的とした頭部CT検査では，各施設において基準線が決められていることが一般的です．そのために，ヘッドレストや補助具が準備されていることが多く，ある程度の角度であればガントリー角度の調整などで対応することが可能です．

　　しかし，円背の患者さんや挿管中の患者さんなどのように，角度調整が困難なケースに遭遇することがあります．この場合に重要なことは，"決して無理しないこと！"です．最優先は患者さんの状態に合わせて，無理なく短時間で検査を終了することを考えましょう．

　　例えば，① 側臥位や斜位で撮影する，② ヘリカルスキャンを使用して，MPR（multi-planar reconstruction）で再構成する，③ FOV（field of view）の範囲内でガントリー中心にこだわらないなど，さまざまな手段が考えられます．このような手段を用いた場合，画質に影響を与えることがあるため，関係医師に事前に相談しておくことをお勧めします．

　　また頭部CT検査では，あごを引いて基準線を合わせることのほかに，

左右対称にポジショニングすることも重要です．この場合のコツは患者さんにはレーザーの影響がないよう瞼を閉じて目を瞑ってもらいます．その上で，患者さんの顔を正面から覗き込むようにしてレーザーポインターで中心に合わせましょう．合わせる順番は，①身体，②頭部の順番でポジショニングすることをお勧めします．

　以上のように頭部CT検査ではポジショニングのコツがいろいろあるので，先輩技師に相談しながら工夫してポジショニングを行い，患者さんにとって苦痛のない検査ができるよう対応してください．

☑本事例の要点

　CT検査のポジショニングでは，①検査部位をガントリー中心に合わせる，②身体を寝台移動方向に合わせて真っすぐ寝かせる，③無駄な被ばくがないように撮影開始位置を正確に合わせるなど，CT検査を担当する診療放射線技師として常に意識して従事することが大切です．何よりも大切なことは，個々の患者さんに合った最適なポジショニングをすることです．無理せず，あせらず，確実に！を心がけ，ポジショニングスキルの向上に取り組むことを期待します．

（平川英滋）

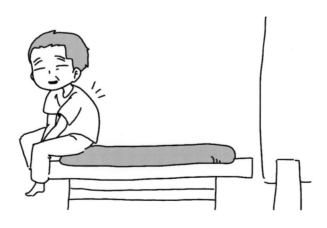

3 子供の患者さんが痛がったり泣いたりで，動いてしまってうまく撮影できません.

シチュエーション

　　入職して1年が過ぎ，当直業務に入れるようになりました. 職場の病院は二次救急施設であり放射線部の当直業務は一名体制で，院内の放射線部門に関わる業務にすべて対応します. これまで一般撮影から始まり，CT，MRI，X線TV室，血管撮影室で研修を行い業務内容や技術を習得し，徐々に仕事に対する自信も芽生え，診療放射線技師としての自覚と責任が感じられる日々を送っていました.

　　当直をしていたある日，小児の頭部外傷患者が搬送され救急室より頭部CTおよび全身CTの依頼が入りました. 日勤時間帯で同様の症例を何例も経験しており，余裕をもってCT検査の準備を進めていました. 運ばれてきた患者は"3歳男児"，両親と看護師に付き添われてCT室に搬送されてきましたが，痛みとケガのショックにより足をばたつかせ泣き叫んでいる状態でした. なんとか寝台に寝かせ検査を試みましたが，暴れていて検査になりません. 看護師が説得してもまったく聞かず泣き叫んでばかり，「この状態になると，この子は手が付けられない」と両親もお手上げでした. 私は仕方なく主治医へ連絡し，状況を説明し指示を仰いだところ，「救急室の他患者の処置が終わったらすぐに行くから10分ほど待っていてほしい！」と言われ，CT室で主治医の到着をただ何もできずに待っていました.

　　少しばかり仕事ができるようになり，天狗になっていた自分が恥ずかしく，自身の無力さを痛感した夜でした.

対処方法・考え方

　　緊急検査の場合は，さまざまなシチュエーションが想定されます. 日常業務であれば多くの技師や看護師，医師が業務しており，直ちに最善の方

法を選択し対応するでしょう．例えば，① 検査依頼時に主治医に検査の同伴をお願いし，医師や看護師などによる抑制下において検査を行う，② 患児の両親に被ばくについて説明し承諾を得た上で同席させ，患児の手を握るなど安心させた状態で検査を実施する，③ 主治医の判断により睡眠薬などを処方し，患児が落ち着いた状態まで待機してから検査を実施する，などさまざまな対応方法が検討されます．

また，緊急検査ではない入院患者の予約検査であれば，あらかじめ患児の昼寝時間に合わせて検査を行うこともあります．確実に検査を実施しなければならない状況であれば，軽度の睡眠薬を使用し患児の睡眠を導入することもありますが，MRI検査とは異なり検査時間も短いため，可能な限り睡眠薬による対応は控えるべきでしょう．

CT検査は，簡便で短時間により多くの情報が得られるため，救急医療には不可欠です．幼児や小児の検査については，放射線被ばくを最小限にとどめ撮像時間を短縮させるために，小児専用プロトコルを設定し活用することが重要です．

間違っても，"とりあえず検査してみよう．何回か撮影すれば，動きの少ない診断可能な画像が撮れるはずだ！"などの考えは持たないでください！

☑本事例の要点

一人で判断し実行しなければならない当直業務などにおける対応は，病院や職場内で決めたルール（手順）を確立することが重要です．また，当直者によって異なる対応方法を行うと，医師や看護師など他部署にも迷惑がかかるだけでなく，リスクが発生する確率も高まります．経験が大きな財産となる医療現場ですから，先輩方の経験や体験を聞くことも重要であり，日頃から職場内でのコミュニケーションを図ってください．何気ない会話や日々の業務から，その施設（病院）にとって最善の対応策がみつかるでしょう．そして明確なルールを制定し，医師や他部署のスタッフと共有することをお勧めします．

（馬場康史）

4 造影剤が漏れて寝台にこぼれてしまった！ どうする？

シチュエーション

CT/MRI検査室に配属され3年目の技師です．消化管出血精査の目的で腹部から骨盤のdynamic CT検査の依頼を受け，CT検査室に患者さんを入室させ造影検査の準備を行いました．CT検査室の看護師とともに使用造影剤を確認し，看護師が造影剤を注入するための末梢血管を確保しました．そして，造影剤を末梢血管ルートに接続し，技師と看護師で逆血があることを確認し，検査を開始しました．

腹部から骨盤の単純CT撮影後，秒間2 mLで造影剤を注入し，開始30秒後に患者さんから「何かが漏れて服が濡れているんですけど」と訴えがありました．dynamic検査であり造影剤はほぼ全量注入されていたため，技師は検査を続行しました．

動脈相と静脈相の撮影後，看護師とともに検査室に入って確認したところ造影剤ルートの接続部から造影剤が漏れ，患者さんの衣服や寝台に造影剤が漏れていたことが発覚しました．動脈相と静脈相がしっかりと撮影できていたため，技師は検査を終了し，患者さんを検査室から退室させました．

後日，上司から医事課に投書（検査の途中で漏れていることを伝えたにもかかわらず検査を途中で止めてくれなかった）があった旨の説明を受けました．どのような対応をすればよかったのか教えてください．

対処方法・考え方

dynamic CT検査の意義は，造影剤を急速に注入しながらCT撮影を行うことで，活動性の出血や動脈解離などの血管評価を行うことです．また，動脈相の撮影後，静脈相の撮影を行うことで，出血の広がりや各臓器の観察ができます．造影CT検査は単純CT検査に比べ，血管や組織のコントラストがつくため各疾患に対する検出能が高くなります．一方で腎臓

に悪影響を及ぼすため，腎機能障害がある患者さんには使用を控えています．

dynamic CT検査は，造影剤を注入中に動脈相で撮影することがポイントです．今回の事例では，造影剤注入30秒後に患者さんからの訴えがありましたが，動脈相は撮影タイミングを逃すと検査目的にあった画像が構築できず再検査となる可能性があります．造影剤注入直後の急変などがない限り，動脈相の画像が必要な場合は，いったん造影剤を注入し始めたら止めることは難しいです．ではどのように対応すればクレームにつながらなかったのか検討する必要があります．

例えば① 造影剤を注入中に撮影を行うことの説明を事前にしっかりする，② 造影剤漏れの訴えがあった際は，「あと○○秒で検査が終わりますので少しだけ頑張ってください」と声掛けを行う，③ 撮影後，ご協力いただいたことに癒しの言葉としっかりと検査ができたことを伝える，④ 撮影後，温かいタオルなどで拭き謝罪する，などが挙げられます．

☑本事例の要点

今回の事例では，検査中に造影剤が接続部から漏れ，患者さんが訴えたにもかかわらず検査を続行したことにより，不快に思われました．検査を続行した対応は間違ってはいませんが，検査前後の説明が少し不十分だったように感じます．また，検査後の処置を蔑ろにせず対応することが大切です．検査目的にあった画像を提供することも大切ですが，患者さんの訴えに耳を傾け真摯に対応することが重要です．

(佐藤久弥)

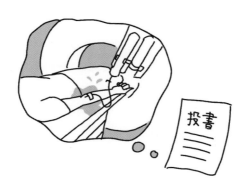

5 造影剤の検査で患者さんが「気分が悪い！」と訴えてきた.

シチュエーション

　　予約のCT検査で来院した患者さんが放射線科の受付で，「今日は初めてCT検査を受けに来ました．また，造影剤という薬を使って検査するとも聞いています．検査予約の時に先生からもらった説明書には注意事項がいろいろ書いてあり，そのなかには使用する薬の影響で，副作用が発生することもあると書いてあったため，昨日からとても不安でしたが，必要な検査のため頑張って来ました」と言っていました.

　　検査室に入ると大きな機械があり，検査のためにベッドに寝ると緊張が出てきました.

　　いざ検査が始まり造影剤を注入した直後，患者さんが「気分が悪い，吐きそうだ！」と訴えてきました．検査中の患者さんからの訴えは初めてなこともあり，私はどのような対応をしたらよいのか，判断できずにいました．近くの先輩職員からどうしたと声をかけられました.

対処方法・考え方

　　造影剤注入後に患者さんから気分が悪いと訴えがあった場合は，まず造影剤の注入を中止し検査を中断してください．医師や看護師など検査担当の職員へ声をかけ，患者さんの元へ急いでいき，状態の確認を行います.

　　CT検査を実施する患者さんは，造影剤の使用や必要に応じて直前の食事を抜いてもらうことがあります（腹部の検査をするときなど）．また，検査に対する不安や病気の状態などの心配などが重なり，検査前から緊張している患者さんも多いです．そのような気持ちで検査を受けると，少なからず検査や体調に影響を及ぼすことがあります.

　　造影剤による副作用には前触れがあります．くしゃみや生あくび・冷や汗などがみられたら，すぐに患者さんに声をかけ，周辺の人を呼びましょ

う．吐物による誤嚥がないように横向きにさせ，処置がすみやかにできるように寝台を適正な位置に戻し，医師や看護師の処置に手を貸します．検査室内には，患者さんが気分を悪くした際に速やかに対応できるように，膿盆などを準備しておきます．

さらに，救急カート・AED・血圧計・エマージェンシーコール（EMコール）の番号などの置き場所は確実に頭に入れておき，すぐに持って来られるよう日頃の訓練も重要です．また，EMコールの番号を電話機や検査室に貼っておくなど，普段からの準備も必要です．

☑本事例の要点

一人で対応せず，必ず大きな声で人を呼び，複数の職員で対応しましょう．

また，日頃から患者急変時，EMコールの訓練を定期的に行います．通常の勤務時間帯や休日夜間などの当直帯などいろいろな状況を想定し全員で行い，急変時の役割分担なども明確にしておくと，いざというときに速やかに対応できるようになります．さらに，訓練時の反省点などを列挙し，その内容を職場内へフィードバックし情報共有しておくことも重要です．

検査中は，常に患者さんの容態を注意深く観察しましょう．「〇〇さん，大丈夫ですか？」「〇〇さん，ご気分に変わりはありませんか？」など，声をかけることが重要です．

また，帰宅してから副作用症状が発現（遅発性）することもありますので，造影検査を実施した患者さんには，病院の緊急連絡先も含めた検査後の注意事項（説明文）をお渡ししておくことも大事です．

（水上省一）

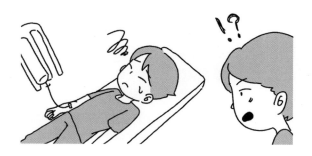

6 ルート確保したあとの抜針に触れて技師が受傷してしまった.

シチュエーション

　　今日はCTの担当，造影検査の予約が多いなぁ……．ルートを取るのは仲の良い同期の看護師．朝から緊急検査が入ったりして慌ただしく検査が進み，午前中最後の造影CT検査となりました．

　　看護師は患者さんの腕からルートを確保しようとしていますが，なかなか確保できません．私は撮影プランも組み終えたので，看護師の隣でそのまま手袋などせずに介助に入りました．なんとかルートが確保されましたが，サーフロー針の内筒抜針後に誤って針に触れてしまい，手掌に傷がついてしまいました．

　　傷はそんなにひどくはなかったので大丈夫かと思ったのですが，同期の看護師から「まずは傷口を洗ってきて！」と言われので，先輩技師と交代し流水で傷口を洗いました．

対処方法・考え方

　　針刺し事故とは，「医療従事者が業務中に，患者血液が付着した器具によって被る外傷を代表的な例として示す言葉」と定義されています．使用後の注射針や点滴の翼状針にうっかり触れてしまい刺し傷や切り傷を負うことで，患者さんに未使用の器材での受傷は含まれません．針刺し・切傷および皮膚・粘膜の汚染を総称し「曝露」とも表します．問題となるのは付着した血液などによってHBVやHCV，HIVなどの病原体に感染することです．

　　事故発生時の対応としてすることは，①患者さんの安全を確保し直ちに作業を中止，または職員を交代，②傷を確認，③血液を絞り出しながら流水で十分に洗い流し，可能であれば消毒液による消毒を行う，④カットバンなどで傷口の保護，などが挙げられます．その後に施設ルールに従って，上司・関係部署に報告，受傷者・曝露源患者の検査，受傷者の予防治

療などの対応をすることとなります.

　次に針刺し事故を未然に防ぐための対策をいくつか紹介します.

1. **針刺し防止の心得**
   - 手袋やゴーグルの着用
   - 針を持ったまま他の動作を行わない
   - 使用後の針は手渡ししない
   - あわてないで冷静に取り組む

2. **安全な作業環境の確保と準備**
   - 作業に適した明るさを確保する
   - ゆとりある作業スペースを確保する
   - 患者およびスタッフの協力を得る

3. **安全器材の活用原則**
   - 安全器材を使用する
   - 安全装置を正しく作動させる

4. **安全な廃棄の原則**
   - リキャップをしない
   - 使用後の注射器・注射針は使用者が直ぐにその場で廃棄する
   - 専用の容器に確実に廃棄する
   - 廃棄物の入った容器にさわったり,手を入れたりしない

各論 1

CT検査

☑本事例の要点

　今回の事例では看護師の介助に入ることは間違ってはいませんが,何の予防策も取らずに穿刺の介助対応に入ってしまったことが,初歩的なミスです.何よりまず針刺し事故を起こさないように標準予防策(スタンダードプリコーション)を徹底し,事故を未然に防ぐことが大切です.

　万が一起こってしまった場合にも,「忙しいから……」「大丈夫だったから……」「大した傷ではないから……」と報告せずに済ませたりしないで,何より再発を防止するために針刺し事故防止などの取り扱いに関するルールを職場で取り決め,常に安全が確保されるようにトレーニングを行うことも重要です.

(大河原伸弘)

7 造影剤はだれにでも使ってよいもの？

シチュエーション

　患者さんがCT検査のために，放射線科の受付に来ました．今日は，造影剤を使用した検査を受けるため，食事も摂ってきていないと言っています．造影剤検査依頼のため，事前にクレアチニン値が正常範囲内であることは確認をしていたため，造影剤検査に向けて準備をしていました．しかし，検査前に問診を行うと，本人から既往歴に"気管支ぜんそく"があると返答がありました．またご本人から，放射線科で以前に薬を使った検査をしているし，そのときは大丈夫だったと言われました．ただし，本人の記憶もあいまいです．以前にも検査で薬を使用し大丈夫だったと言われたが，本当に造影剤を使用しての検査をしてもよいのかわからなくなってしまいました．

対処方法・考え方

　患者さんのなかには，放射線科で受ける検査を皆同じに考え，混同してしまうこともあります．CT検査，MRI検査，透視検査，それ以外の検査も混同して覚えています．

　今回は，CT検査での造影剤を使用するため，しっかりと問診を行ったうえ，禁忌事項に該当する既往歴が判明した場合は医師へ必ず確認を行います．

　また，主治医への報告も必要です．造影剤の使用が必要な場合は，主治医の立ち合いも含め，必要な処置を準備したうえで検査を行います．患者さんへも造影剤を使用することの必要性をしっかり説明し（インフォームドコンセント），理解してもらうことも必ず行います．

　造影剤が体内に入ると，ショックなどの重篤な副作用が現れることがあるため，ヨード系造影剤に過敏症の既往歴のある患者さんや，重篤な甲状

腺疾患のある患者さんには使用することができません．また，以下のような患者さんには，診断上やむを得ないと判断される場合を除き，投与しないこととなっています．

・気管支ぜんそくの患者
・重篤な心疾患のある患者
・マクログロブリン血症の患者
・多発性骨髄腫の患者
・テタニーのある患者
・褐色細胞腫の患者およびその疑いのある患者

　造影剤を使用することによる副作用の発生をゼロにすることはできません．より安全な検査を行うために事前の問診は不可欠です．上記のリスクファクターを持つ患者さんでは，造影剤による副作用の発現率が数倍に増加するので特に注意を要します．造影検査開始から患者さんを常に観察します．また，副作用の前兆や初期症状（嘔吐・じんま疹・血圧低下など）が発現したら，すぐに造影剤の注入を中止し，医師の判断を仰ぎましょう．

　必要に応じて単純検査のみを行い，あらためて事前準備のうえで造影剤を使用することもあります．また，ステロイド剤の前投与などの体制を整備している施設もあります．自施設の取り扱い方法を十分に熟知しておくことも重要です．主治医からの問い合わせにも対応できるようにしておきましょう．

☑本事例の要点

　造影剤は誰でも使えるわけではなく，アレルギー体質の患者さんなどは十分な注意が必要であり，医師と連絡を取り合いながら検査を進めましょう．

　リスクファクターを確実に把握するためのチェック体制を設け，内容を把握します．また，副作用発生時における救急措置に必要な医薬品・医療機器を整え，スタッフへの緊急連絡方法を事前に確認しておきます．

　初めて担当する検査時には，使用する造影剤の添付文書は事前に読んでおきましょう．

（水上省一）

各論 1
CT検査

8 死亡時画像診断（autopsy imaging：Ai）後，患者さんから苦情がありました.

シチュエーション

　今月から初めてCT検査のローテーションに入った経験の浅い技師です. 先輩技師から「お昼の空いている時間を利用して，CT室でAiを行うから準備しておくように」と言われました. そもそもAiって何？　どんな準備をすればいいの？……，と思っている矢先に，スーツの上に長白衣を着たそれらしい二人がシーツに包まれたストレッチャーを搬送しCT室に入ってきました. 咄嗟に「そうか，ご遺体のCT検査を行うのか」と理解しましたが，何をどう準備したらよいかわからない時，先輩技師がフォローに入りなんとか検査は終了しました.

　装置や周辺の清拭，シーツ交換や片付けなども終わり，午後一番の予約検査開始時間となりました. 予約の患者さんをお呼びしたところ，「さっき検査した人，ご遺体でしょう？　私はご遺体のあとに検査するの嫌よ. なんだか気持ち悪いし縁起もよくない. あなたならどう？　今日は気分も悪いし検査をキャンセルするわ」と言って，帰宅されました.

　後日，上司から医事課に苦情の投書があった旨，説明を受けました. どのような対応をすればよかったのか教えてください.

対処方法・考え方

　死亡時画像診断（autopsy imaging：Ai）の意義は，死因究明の手法の一つです. 遺体を傷つけることなく放射線検査を行い，体表のみでは分からない遺体内部の情報（骨折や出血など）を画像から得ることができます. 心臓破裂などの外傷性変化の解剖所見とAiとの一致率は約86％との報告もあり，解剖の要否判断や死因究明に貢献しています. 遺族が解剖を望まない場合にも死因を究明するためには有効な手法です. 例えば小児の身体的虐待事例の場合，加害者の多くはその保護者であり，解剖に同意するこ

とは考えにくく，死因の究明だけでなく虐待事例の見逃し防止という観点で非常に有用です．またAiだけでなく解剖所見やその他の所見など，総合的に死因を判断することは重要になります．

　施設のルールが事例のような運用ならば速やかに改善が必要となります．併せて職員教育も急務です．まずは関連学会などのガイドラインやほかの施設を参考に，あなたの勤務する施設に適合する運用に改善しましょう．CT装置の台数や患者導線など施設間の違いがありますので，よりよい方法の検討が必要です．例えば下記の対策が考慮されます．

1. 予約患者さんには検査待ち合いスペースから移動してもらい，ご遺体を目に触れないようにする．
2. 搬送者の身なりも配慮し，ご遺体とわからないようキャップやマスクをつけ，シーツを被せない．
3. 搬送導線に配慮し，感染対策や検査室環境なども整える．

☑本事例の要点

　今回の事例では，ご遺体の検査直後，同一装置にて患者対応したことにより，患者さんは不快に思われました．あなたの対応が間違っていたとは思えませんが，患者さんの立場になったときのことを想像するといかがでしょうか？大半の人が快くは思わない事例かと考えられます．個人としての対応は，Aiの重要性や必需性を理解することから始めるとともに周囲の患者心理についても配慮します．また医療の現場だからといってなんでもありではなく，ご遺体への高いモラルや倫理観を持てる技師としての成長も必要です．学生のうちから検査撮影法の習得や人体解剖の理解はもちろんのこと，社会性のある人間力を養うことが重要であることを理解してください．

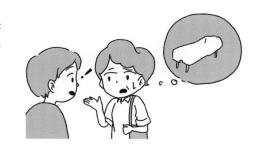

（佐藤　浩）

153

1 新生児用ベッドが装置に吸着しました.

シチュエーション

　予約外来患者さんがいない昼下がりの出来事です．当時は緊急検査などに対応するための当番技師一人が残っていました．

　NICU（新生児特定治療室）の患児が医師二人に搬送され到着しました．患児は挿管され，新生児用ベッドに取付けられた酸素ボンベを使用していました．はじめに技師は付添医師とともにチェックリストに従って確認を行いました．その後に技師は新生児用ベッドから酸素ボンベを取り外し，検査室内に設置されている酸素を使用するため，先に入室しました．酸素流量を設定していたそのとき，付添医師が新生児用ベッドのまま検査室に入室してしまいました．

　患児がいる新生児用ベッドは装置本体，ガントリ手前側の操作パネル付近に吸着しました．患児は新生児用ベッドの中で無事なようでしたが，酸素飽和度計（サチュレーションモニタ）がガントリ内に吸着しました．急いで患児を検査室外に移動して容態確認を行い，吸着による外傷は発生していないとの判断でしたが，詳細な容態確認が必要なため検査は中止しました．落ち着いてから，吸着した新生児用ベッドと酸素飽和計をスタッフ数人でMR装置から外しました．

対処方法・考え方

　この事例は死亡事故には至りませんでしたが，きわめて危険な状態であったことは疑いようがありません．担当技師と付添医師の意思疎通が行えていないことが伺えます．付添医師がMR装置特有の吸着による危険性を認知していたとしても，MR検査の複雑な準備の過程でその危険性を失念する可能性が想像できます．担当技師は明確に新生児用ベッドでは入室できないこと，準備が完了するまで部屋の外（0.5 mTラインの外）で待機

するよう伝え，それが理解されたことを確認すべきでした．新生児用ベッド吸着のほかに，酸素飽和度計の吸着というアクシデントが重なっています．これらの器材が患児やスタッフに当たっていたら，さらなる大惨事になりかねませんでした.

　磁性体吸着による最初の死亡事故は，2001年7月米国ニューヨーク市で発生した事故とされています．一般社団法人日本医療画像システム工業会（JIRA）の2004年から2019年までのまとめでは，装置普及に伴い調査開始から吸着事故報告件数は年を追うごとに増え，2011年には200件を超えピークを迎えています．ここ数年の報告件数は約150件程度と横ばい状態が続いています．これは，MR検査室の安全対策は現場スタッフのコントロールだけでは限界があることを表しています．MR検査に携わるスタッフをはじめ，立入る者すべてが吸着の危険性を認識すべきであるという考え方が最も正しいといえます．関連する学会は安全運用の指針を設定しMR検査中はもとより，MR検査準備段階や検査室日常の注意喚起を行っています.

☑本事例の要点

　検査を担当するスタッフ数が最低限であったため注意が払えなかったこと，付添医師との意思疎通が行えていないことが原因と考えます．慣れない環境下では誰もが不安や緊張を伴い，本来の考えや能力を発揮できないことがあります．MR検査に携わるスタッフのみならず，MR検査室に立入るすべて医療従事者に対して日頃から安全に関する啓発活動を実施することで，互いに助け補うことができれば，このような事故を防止することができるのではないかと考えます．いつでも患者さんの安全を心がけて検査にのぞみましょう.

（福地博史，森　寿一）

想定事例 2
小さい子どもでうまく検査ができないときは，親に同席してもらってもよいのでしょうか？

シチュエーション

　MRI検査の担当になって2ヵ月経ちます．2日後の朝一番予約にて5歳男子の検査が入っています．事前準備のため電子カルテや放射線二次システムにて患児データの確認をしていたら，CT検査は可能な限り短時間で撮像したので画像にはほぼ影響なく終了できていました．しかし，MRI検査は精査目的でオーダされています．検査時間も長くかかるし，大きな騒音に患児が耐えられるのか心配です．当日の予約検査は空きなく埋まっています．また検査当日は，妊娠8ヵ月の母親と一緒に来院するようです．母親はお子様の検査に同席したいと言いますが，放射線科の検査として放射線の影響も心配しています．検査まで2日ありますが，どのような準備や対応をしたらよいのでしょうか？

対処方法・考え方

　5歳という年齢から医療者が確実に患児へ向き合い，丁寧な対応ができれば十分，検査への協力が得られます．成人患者さんへの"インフォームド・コンセント"といわれているものに対し，理解力が未熟な子どもに対して内容や方法を工夫すると医療への参加も可能となるという考え方の"インフォームド・アセント"を活用します．子どもがケアを受けたいという気持ちを引き出させるために，専門職として成人の検査との違いをしっかり念頭に置き，小児検査の必要事項を押さえておきます．

　母親の検査同席に関する海外論文では，実際検査を受けた妊娠初期におけるMRI検査が胎児に与えるリスク増加に関連しないという報告もあります．検査室内での立ち合いは胎児に問題ないことおよび放射線の被ばくがないことを明確に伝え，理解と同意を得ることが重要です．

　また，最初は母親が検査室に入らなくても検査ができている中，突然泣

き出すケースもありますが，急に母親に入室してもらうことは避けましょ
う．母親が磁性体を身に着けていたりペースメーカーなどを装着している
可能性もあります．事前に体内金属についての問診を行い，患者さん同様
に着替えて待機してもらいます．検査室内は大きな音がするので，ヘッド
フォンや耳栓などを使用し耳を守ることが必要となります．お子様の撮影
部位によっては，検査機器の奥まで入り声掛けができない，手が握れない
ことも事前に説明しておくとよいでしょう．検査に対しての工夫として，
以下が挙げられます．

1) 検査前日から睡眠に関し，寝不足の状態を作ってもらい，その状態で
　検査にのぞむ．

2) プレパレーションの手法を用い，MRIの模型を見せ機械の概要を理解
　させることや事前の検査室見学および検査寝台に寝てもらい，トンネ
　ルの中を体験，撮像中の音を聞かせることをする．

3) ディストラクション手法として，患児ができるだけ安心して検査にの
　ぞむことができるようにする．検査中にお気に入りのDVD鑑賞をでき
　るようにしたり，愛用のブランケットやタオルを持参する．

4) 鎮静剤を使用して検査をする．使用判断は医師によりますが技師とし
　て「MRI検査時の鎮静に関する共同提言」などを熟知しておき，鎮静プ
　ロトコルなどの確認や対処方法を頭に入れておく．

☑本事例の要点

　小児は，成人の小型版ではないことを認識します．小児の検査を行う際，経
験不足からの抵抗感や小さい子どもという観点から威圧感を持って応対するこ
とは絶対やめましょう．患児も技師の状況を敏感に捉え，負のスパイラルに陥る
可能性があります．通常の成人患者さん同様に丁寧かつ目線を合わせて対応し
ましょう．また小児検査に関する専門知識や用語も確実に身に付け，安心感あ
る検査を提供できるように心がけてください．検査に対しては親御さんからの
理解や協力も必須です．親御さんへの良好な接遇も重要なポイントになります．

（佐藤　浩）

3 頭部検査でしっかり確認したのに画像に抜けがあります.

シチュエーション

　70代女性でくり返す頭痛のため頭部MRI検査を受けに来られました. われわれの施設では，MRI検査を受けるすべての方に検査着への着替えをお願いしています. また着替えた後は，検査説明用ビデオを視聴して，問診票とチェックリストに記入してもらいます. この記入した内容は，検査前の確認をする専任技師によりチェックされます. その後，最終的に金属探知機によるチェックまで行ってしっかり確認しています.

　すべての検査前確認が終わった後，検査担当である私がMRI室へ呼び入れて検査を開始しました. ところが位置決め画像を撮像した直後に，右側頭部付近に画像の抜けがあるのに気付きました. 慌てて患者さんに近づいてみると右耳に補聴器を付けたままだとわかりました. つまりこの画像抜けは補聴器による金属アーチファクトだったのです. 着替えもして問診票とチェックリストの確認もして，最後に金属探知機までやっているのにどうして見つからないのでしょうか？

対処方法・考え方

　チェックリストを見返すと補聴器の項目にはチェックはありませんでした. そのため，検査前の確認をする技師Aさんも素通りしてしまったのです. では，この事例は患者さんにすべての要因があり，われわれの対応には問題はなかったのでしょうか.

　患者さんにとって補聴器は，いつも傍にあり「からだの一部」になっていて特別なものではありません. だからこそ，チェックリストに項目があっても気付かないし気にならないのです. それに，たくさんの言葉が羅列された問診票やチェックリストをすべて理解して回答するのはとても難しいことです. ましてや一般の方で高齢者ではなおさらです.

　また最新型の補聴器のなかには，非常に小型で外耳孔の中に完全に入ってしまい金属探知器にも反応しないものがあることを認識しておいてください．もしも，髪が耳にかかり補聴器装着が目視で確認ができない状況であれば，こちら側（技師）から気付かせる行動をとることが一番重要になります．たとえば「大変失礼ですが，補聴器は使われていませんね？」と声をかけることです．たった一言でよいのです．患者さんとの距離を近づけることで，大切な補聴器をそして安全を守ることができます．

　本事例を参考に施設内ルールの見直し，担当者の教育と意識改革が必要です．また常に関連学会の安全情報にも目を向ける姿勢を身に付けることも大切です．

☑本事例の要点

　検査前の確認を担当する技師が補聴器を気付かせる行動をとるべきでした．問診票やチェックリストをそのまま信用するのではなく，患者さん自体をよく見て，よく会話して確認することが重要となります．もちろん，検査説明ビデオや問診票・チェックリストをわかりやすく変更することも必要です．そして検査を担当するあなたもすでに確認が終わっているからと安心するのではなく，もう一度問いかけてみる気持ちを持ってください．この事例を最終的に防ぐことができたのは，検査を担当したあなただけだったのです．

（堀江朋彦）

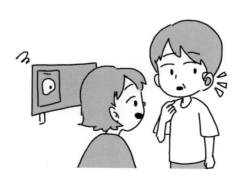

4 検査途中で患者さんが「気分が悪い！」と訴えてきた.

シチュエーション

　　MRI検査の研修も終了し，ようやく一人で何とか検査ができるようになった技師です．検査中に通常とは異なったことが起きなければよいなと頭の片隅で思っていました.

　　頸部MRI単純検査にて，来院された患者さんの氏名，問診票，金属がないかの確認をし，MRI検査室へ看護師，技師で患者さんを検査室へ入室させ検査を開始しました.

　　若干コミュニケーションがとりにくい患者さんでしたが，単純MRI検査だったので生体監視モニタなどは特に装着しませんでした．MRI検査を施行中，緊急ブザー（ゴムボール型のもの）が鳴り，看護師が検査室へ入室しました．技師はスキャン終了まであと1分程度であり，看護師も患者さんの側で付き添いつつ声掛けを行っていたので，「大丈夫かな？」と思い検査を継続しました．検査終了直後，患者本人が呼吸苦を訴えました．その後，呼吸苦が増悪したため，生体監視モニタを装着し，MRI操作室にいた医師の指示のもと酸素投与を行い（SpO_2：77％），その後，患者さんをストレッチャーへ移動し，回復室へ搬送しました（SpO_2：86％）．患者さんの検査直前の状態については，特に問題はありませんでした.

対処方法・考え方

　　まず，患者さんが緊急ブザーを鳴らしたが，スキャンを止めてすぐに対応しなかったことは，今回の事例においては判断が間違っていたと考えます．スキャンをすぐに停止し，患者状態の観察，早急な処置を行うために，MRI装置本体から患者さんを引き出す必要があります.

　　コミュニケーションがとりにくい患者さんに生体監視モニタを取り付けなかったため，危険な状態にすぐに気付けませんでした．検査前の患者状

態に特に問題がなくても，意思疎通がはれないのであれば，生体監視モニタを装着することも安心，安全な検査を提供するうえで必要なことであると考えます．

☑ 本事例の要点

　緊急ブザーが鳴った場合，スキャンを停止し，速やかに直接患者さんの容態確認を行います．

　MRI検査において，意思疎通が困難な患者さんには，必ず生体監視モニタを装着させ，生体情報の観察を行いながら検査を行います．MRI検査における患者急変時の訓練を定期的に行っておく必要があり，医師，看護師，技師の導線，救急救命科医師，放射線科医師への連絡方法，タイミングなどを確認するうえで訓練が重要となります．

　患者急変時は，最初に患者さんを装置本体から引き出し，検査室外へ移動し，他の医療スタッフが検査室内に入らないようにする必要があります．

　処置は検査室外で行い，金属持ち込み，吸着などの二次災害を起こさないようにすることが重要です．

（崔　昌五）

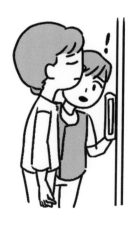
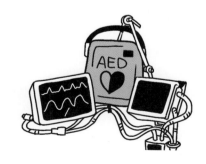

想定事例

1 心臓カテーテル検査の心電図の電極は誰が貼るのでしょうか？

シチュエーション

　　ある日の血管撮影室．今日は心臓カテーテル検査が6件も入っているので，どのスタッフも慌ただしく準備に追われています．2件目が終わってすぐに3件目の患者さんが入室しました．

　　診療放射線技師のAさんは急いで患者氏名を装置に入力し，検査の開始を待っています．その時，医師から「手が空いているのなら心電図の電極を貼っておいて」と声を掛けられました．Aさんは電極を持って患者さんの横に行きましたが，どこに貼ってよいのかわかりません．そうこうしている間に看護師が薬品の準備を終え，Aさんから電極を受け取ると手際よく患者さんの肋骨を指で確認し，心臓を取り囲むように電極を貼ってくれました．

　　Aさんは自分の知識不足を反省し，先輩技師に心電図の電極の貼り方を教えてくれるよう頼みに行きました．しかし先輩技師からは「心電図はわれわれの業務でないから覚えなくてよい」と言われてしまいました．

対処方法・考え方

　　われわれ病院スタッフはさまざまなライセンスを持っています．そしてライセンスの種類によって実施できる行為が法律で定められています．本事例の心電図検査は医行為とされ，これを行えるのは医師のみです．ただし，診療補助行為として主治医の具体的な指示のもと，看護師と臨床検査技師には許可されています．

　　そもそも心電図検査は心臓の動きを電気的な波形に現すことで心臓の状態を把握することが目的です．電極が正しい位置に貼られていないと，波形にノイズが入って正確に評価できない可能性があります．心臓カテーテル検査の最中に心臓の状況を把握できなければ，患者さんの異変に気付け

ません．このようなリスクがあるからこそ資格を有する者しか行えない行為なのです．法律では電極を貼る行為にまでは言及されておりませんが，患者さんへの影響の大きさを考えると，心電図検査の一連行為の範疇と考えておいたほうが無難です．

☑本事例の要点

　血管撮影室には医師，看護師，臨床検査技師，臨床工学技士，診療放射線技師など多くの職種が協力して業務を行っています．それぞれのライセンスごとに役割が定められていますが，実はどのライセンスにも当てはまらない業務が数多く存在します．特に検査前の準備や検査後の片付けなどは，誰が行ってもよい場合があります．例えば医師に清潔なガウンを着せるために看護師資格は必要ありません．ただし，清潔な場所を触らないように介助するには正しい知識が必要です．

　チーム医療を推進していくうえでは，各職種が積極的に協力し，助け合うことが大切です．しかし，法律で決められている業務に関しては決して手を出してはいけません．

　本事例のように忙しさのあまり誤った指示を受けるケースもありますので，自分がやってよい行為といけない行為をきちんと理解しておくことが重要です．最近は医師の働き方改革によるタスクシフトによって各職種の業務範囲が見直されていますので，特に注意が必要です．

（野原　賢）

2 患者さんが急変したとき技師はどうすればよいのでしょうか？

シチュエーション

　今月から，血管撮影検査のローテーションに入った，経験の浅い技師です．上級技師から「緊急の心臓カテーテル検査が入ったから，一人で準備をして検査を行うように」と言われました．心臓カテーテル検査は上級技師に指導を受け監督のもと検査を行っていましたが，一人で検査を行ったことはありませんでした．

　患者さんは心筋梗塞で冠動脈血管形成術を予定しています．検査は順調にすすみ病変部位を同定しステントを留置し始めたところ，心電図に変化がみられ患者さんが急変しました．患者さんが急変したのは初めてです．医師，看護師などが慌ただしく対応するなか，経験のない私は何もできませんでした．どのような対応をすればよかったか教えてください．

対処方法・考え方

　近年，血管撮影検査では「血管塞栓：外傷による出血血管を塞栓など」，「血流改善：冠動脈内へのステント留置など」，「動注化学療法：癌の栄養血管へ抗がん剤を投与など」，「ステントグラフト：大血管の動脈瘤を治療など」のような治療（IVR：interventional radiology）が盛んに行われています．IVRは手術と比較すると体への負担が少ないため適応が広がり，高齢の患者さんや状態の悪い患者さんが治療対象になります．また，手術と比較すると前処置が少なく即時に治療を行えます．そこで急変リスクの高い患者さんを時間外などの人員が少ない状況でIVRが行われています．患者急変時の技師の対応の重要性は増しています．そこで施設で血管撮影での患者急変時の緊急対応シミュレーションを行っているようでしたら積極的に参加し，職種ごとの役割と責任，連絡体制などについて研修を受けてください．別の研修になりますが，CT検査の造影剤副作用による患者

急変時の緊急対応シミュレーションを行っている施設は多いので，そこで患者急変の対応について知識を得てください．さらに救命に興味を持たれた方には，ICLS（immediate cardiac life support）という講習会があり，あらゆる医療者が身に付けておくべき蘇生の基本的事項を習得できますので受講することをお勧めします．患者急変時に技師ができる対応は多くありません．例をあげると

　　1）患者さんへ処置が行いやすいよう装置，器械を動かす
　　2）バイタル測定装置，AED，人工呼吸器などを準備する
　　3）救急カート，救急用医薬品を準備する
　　4）医師の指示のもと救命処置を手伝う

などです．施設・状況で対応は異なりますので，上級技師に指導を受けてください．

各論
1

血管撮影

☑本事例の要点

　血管撮影検査はX線透視やCTなどのほかの放射線検査に比べ，患者さんが急変する確率はもともと高いです．そこで血管撮影検査を担当する技師は患者急変時の対応を知っておく必要があります．その対応方法についてマニュアルなどで確認しましょう．また院内で行われている患者急変時の緊急対応シミュレーションなどに参加しましょう．血管撮影室およびその近くに配置されている救命処置で使用する器械や薬品の場所を把握し，すぐに準備できるようにしましょう．

（中井敏昭）

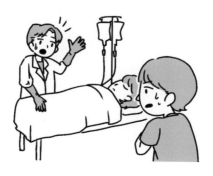

想定事例 1　危うく患者さんを間違えて，核種の誤投与をしてしまいそうになった.

シチュエーション

　　ある施設の核医学部門はSPECT装置が三台あり，技師三人で業務に当たっています. その日は朝から装置の一台が不具合のため立ち上がらず，リーダーの技師はその対応でメーカーと電話のやり取りをしており，二人で撮像と注射に対応しなければなりませんでした.

　　9時に三人注射の予約が入っており，まず一人目の骨シンチの注射をしようと待合室にAさんを呼びに行きました. お名前を呼び，「はい」と返事のあった方を注射室へ誘導しました. 「今日は骨の検査をします. これから薬を注射して3時間後に撮像します」と検査の説明をしたところ，「あれ？　今日は脳の検査って聞いてるけど」と患者さんに指摘されました.

　　「念のためお名前をもう一度教えていただけますか？」と名前を確認すると，苗字は同じでしたが別人のBさんであることがわかりました. いつもであれば呼び入れてすぐに名前確認をしているのですが，注射が終わり次第すぐに別の検査を開始しなければいけないと焦っていたせいか，名前確認を怠っていたのです.

対処方法・考え方

　　今回は名前確認を怠るという最も単純で基本的なミスですが，薬品を投与する前にしっかりと検査の説明を行っていたことで誤投与を回避できたケースです.

　　装置の不具合など非日常的なトラブルがあると，つい平常心を失ってしまいがちですが，意識して落ち着いた行動をとるように心がけましょう. 仲間同士で，「こういう時こそ，慌てず冷静に」と声を掛け合うのも効果的でしょう. またこの施設では名前で患者呼出を行っているようですが，近年は個人情報保護の観点からも番号呼出にしている施設もあり，今回の

ような名前の聞き違いによるミスを防ぐ一定の効果はあると考えます.

　名前確認を怠るというミスは他の検査や治療でも起こりうることですが，特に核医学検査において起こりやすいもう一つのミスは薬品の取り違えです．正しい患者さんを呼び込んでも異なった薬品を投与してしまっては同じことです．なるべく他の技師に確認してもらい，ダブルチェックを行うよう心がけてください．また投与の際は，複数の種類の薬品を並べて置いておくと間違えるリスクが高くなります．種類の異なる薬品は離して置いておく，種類ごとに色分けをするといった，ちょっとした工夫でミスを減らすことができますので実践してみてください.

☑本事例の要点

　RI投与における患者間違いは，患者さんに後日再検査に来ていただく手間を煩わせてしまうだけでなく，無駄な被ばくという大きな不利益を被らせてしまうことになります．その点を肝に銘じて業務に当たってください.

　検査の説明は必ず投与する前に行い，トラブル時や多忙時でも平常心を保つことが大切です.

　呼び込んだ患者さんが正しくても薬品を取り違えていたら同じことです．薬品の選択ミスを防ぐ工夫が重要となります.

（山崎富雄）

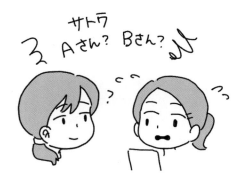

2 薬品が処置室のテーブルや床などに飛び散ってしまった！

シチュエーション

　先月より，RI検査を担当している4年目の技師で，放射線治療以外の業務取得は済んでいます．

　ある日，レノグラム検査のため患児が医師とともに来室されました．患児の氏名を医師に確認し検査を開始しました．開始15分経過後，技師が画像上の膀胱貯留が増加し続けている状態に気付き，検査に立ち会っていた医師に報告しました．

　画像を確認した医師は膀胱破裂のリスクを避けるため，技師が患児の身体を抑え，挿入されているカテーテルの状態を確認しました．すると体外のカテーテルの一部が捻じれており，ウロバックに排尿できていないことに気が付きました．

　患児を検査室から処置室に移動させ，医師がカテーテルからシリンジを用いて尿を抜こうと試みましたが，抜くことができませんでした．その操作中に尿道に留置されていたカテーテルが体外に抜け落ち，医師の両手，顔面および処置室のテーブルや床などに尿が飛び散って汚染させてしまいました．

対処方法・考え方

　技師が曝露した可能性のある医師の両手，顔面をサーベイメータにて被ばく状況を確認した結果，汚染されているため，シャワー室にて洗浄するよう伝えました．処置室のテーブルや床も汚染されていましたが，患児への汚染はありませんでした．医師は洗浄後，再度サーベイメータにて被ばく状況を確認した結果，バックグラウンドと同等の値となりました．

☑本事例の要点

　本事例では尿道カテーテルの抜け落ちにより排尿（放射性医薬品を含む）があり，術者への汚染が起こりました．汚染の可能性がある手技に関してはマスク，手袋，フェイスガード，ガウンなどで防護し対応する必要があります．

　またルートの接続部がロック式でないと注入圧に耐えられず，接続部から放射性医薬品が漏れる可能性があるので，RI検査においても血管確保時はロック式のルートを使用する必要があります．

　床の汚染が生じた時は，可能な限り汚染除去後，汚染部分をポリエチレンろ紙で覆い表面に汚染核種，日付を記し汚染状況をスタッフ間に周知させ，定期的に放射線測定器にて測定し減衰を確認する必要があります．バックグラウンドと同等になったら措置を解除します．

　放射性医薬品，汚染した器具や物品などを取扱う場合は，適切な放射線防護用器具を用い必ず手袋を着用して作業を行う必要があります．着衣，スリッパなどの汚染の可能性がある場合は，サーベイメータまたはハンドフットクロスモニタなどの放射線測定器で確認を行い，汚染された時は水洗，必要に応じて洗剤を用いて除染を行う必要があります．

（崔　昌五）

各論 1

RI（核医学）検査

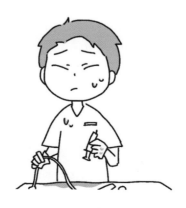

想定事例

3 アイソトープ検査室に入った車いすやストレッチャーはそのまま出ていいの？

シチュエーション

　今年からアイソトープ検査室（核医学検査室）に配属された3年目の技師です．普段から骨シンチやPET検査などを担当しています．ある日，検査室に車いすで入院患者さんを連れてきた病棟看護師がそのまま入りかけた際に，受付事務員が「ここは放射線管理区域なので，アイソトープ検査室に入る時はシューカバーを付けてください」とシューカバーを渡したところ，シューカバーは付けてくれましたが，「車いすやストレッチャーはそのまま入ってもいいの？」「検査室を出るときもそのままでいいの？」と看護師に聞かれたため，近くにいた私に相談されました．

　放射性物質による汚染物を管理区域外に持ち出さないよう靴はシューカバーを付けるけど，車いすやストレッチャーのタイヤの汚染物については今まで考えていなかったので，その場では「何も付いた様子がなければ大丈夫」と言ったのですが，それでよかったのでしょうか？

対処方法・考え方

　近年，アイソトープ検査室に入室する際に，患者さんのスリッパなどへの履き替えは感染や転倒のリスクからも廃止している施設が増えてきていますが，いまだ履き替えて入室する施設も多いのも事実です．

　放射線管理で考えれば，放射性物質で汚染されたものが管理区域外に持ち出されることは避けなければなりません．そのため，著者の施設では履き替えではなく靴の上からシューカバーを付けて入室していただき，退出時にシューカバーを外すことで万が一放射性物質が付いても汚染拡大のリスクは避けられるという考えのもと運用を行っています．ただ，車いすやストレッチャーに関しては管理区域内専用のものが用意できればよいですが，移乗の機会が増えることによる転落などのリスクが考えられるため，

医療安全面を考慮すると乗ってきた車いすやストレッチャーで入室し，検査後もそのまま退出される施設が多いのが現実ではないのでしょうか.

　病院で施行される核医学検査において頻度が多い汚染状況としては，薬剤投与後の患者さんがトイレを使用する際の尿の飛散による汚染だと思います．特に男性のトイレ使用においては，座って排尿をしていただくよう説明することで尿飛散による汚染は抑止可能になります．さらにトイレ内の便器周辺にポリエチレンろ紙などを敷くことで，飛散した尿による汚染拡大を大幅に抑止でき，トイレ内での車いすの汚染も防止できます.

　退出時も放射性物質の付着による汚染が考えられる場合は，必ず汚染検査室にて放射線測定器により汚染の有無を確認し，汚染がないことを確認してからの退出がよいでしょう．もし汚染が確認された場合は除染をするか，あるいは別の車いすやストレッチャーにて退出することで汚染拡大防止になります.

☑本事例の要点

　アイソトープ検査室という放射線管理区域特有の場所であることから，重要となるのは"放射性物質で汚染されたものを管理区域外に持ち出さない，汚染拡大を防ぐ"ことであり，施設ごとにアイソトープ検査における汚染拡大防止のためにできる対策を講じることが大切であると考えます.

（吉村保幸）

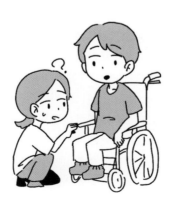

4 他の検査との検査順序による影響と対処を教えてください.

シチュエーション

　診療科の医師からの問い合わせで，「核医学検査は骨密度の数値に影響を与えますか？」や「PET検査直後のマンモグラフィでは画像に影響しますか？」などがあります．影響するとの考え方と影響しないとの考え方があり，はっきりしたことが言えません.

　どのように返答したらよいのでしょうか？

対処方法・考え方

　確かに核医学検査が骨密度に影響がある（測定値が低くなる）という報告とないという報告があり，一定の見解は得られていません．ただ，放射性医薬品投与直後の患者さんからはとても多くのγ線などが放出されており，技師の被ばくの観点からも望ましくないと考えられます．骨密度装置の添付文書にも記載があるように，ある程度の期間（3日〜1週間程度）は空けて検査を行うように伝えることが最善です.

　PET検査とマンモグラフィの場合，マンモグラフィ画像にFDGがどのように影響を与えるかを検討した報告もありますが，無視できる程度であり臨床上問題ないとなっています．ただし，FDG投与直後のほかの検査施行は，医療スタッフの被ばく低減の観点から同日に行うことは避けたほうがよいと思われます．また，逆にPET検査前にマンモグラフィを行った場合，PETの画像で乳腺の描出が目立つ傾向にあるとの報告があります．これはマンモグラフィの圧迫撮影が影響していると思われますが，読影に影響を与える程度ではありません.

　患者さんの利便性を考えますとできるだけ同日に多くの検査をしたほうがよいと考えがちですが，核医学検査では患者さんの体内に放射性医薬品が投与されているため，上記以外でも下記のような場合は注意が必要です.

1) 甲状腺シンチ（放射性ヨードを用いた）では，造影CT検査後1ヵ月程度期間をあける．
2) 骨シンチは，ヨード造影剤やガドリニウム造影剤が^{99m}Tc標識リン酸化合物の骨への集積を阻害するためできれば同日検査を避ける，または同日検査を行う場合は骨シンチ撮像後に行うなど順番に配慮する，RI投与と造影間隔をできるだけ空ける．
3) Gaシンチでは，Ga投与24時間前から撮像終了までガドリニウム造影剤を用いたMRI検査を避けたほうがよい（一定の見解ではありません）．
4) PYPシンチは，投与から撮像までの間にヨード造影検査を行った場合，異常集積があったという報告がある

核医学検査とほかの検査を同日実施する場合は施設ごとに検討し，一定の基準を作成し周知することが重要となります．

☑本事例の要点

核医学検査は放射性医薬品の生理的な集積分布を利用して撮像を行うため，他の検査との同日実施には注意が必要です．核医学検査の検査内容がわからない場合はわかる技師に確認を取りましょう．注意内容が複雑になることが多いため，オーダーリングシステムのポップアップアラート表示で注意喚起する，オーダーと同時に検査ごとの注意文書を印刷するなど周知の方法を考えることも有効です．

核医学検査と他の放射線検査を行う場合以外に，核医学検査を連続で行う場合の基本的な考え方については以下を参考にしてください．
・得られる臨床情報が重要な検査から行う
・有効半減期の短い放射性医薬品から検査を行う
・γ線エネルギーの低い放射性核種から検査を行う
・投与量の少ない放射性医薬品から行う
・一方の放射性医薬品の体内分布が，他方の検査に影響をおよぼす可能性が低い検査から行う

（内山喜代志）

5 検査をしている患者さんから技師への被ばくの影響はあるの？

シチュエーション

　核医学検査を何回か受けている患者さんの骨シンチグラフィを行います．午前中に放射性医薬品を投与する際，患者さんが「今日でね，この検査3回目．もうベテランなんだよね．午後もよろしくお願いね」と言いながら放射性医薬品の投与を終えました．午後の撮像時，患者確認，検査内容の確認を行った後，検査を実施しました．

　検査終了後に部屋から退出する際，「前に検査をしたとき，放射線による被ばくに関して説明してもらったけど，体から放射線が出ているんだよね？　私と同じように技師さんは被ばくしないの？　検査たくさんやっても影響はないの？」との質問を受けました．

　どのように回答したらよいかわからないまま，「ほとんど被ばくはないし，影響はないですよ」とだけ答えてしまいました．どのような回答を行えば正しく理解してもらえたのか教えてください．

対処方法・考え方

　核医学検査は，放射性医薬品を患者さんに投与し，患者さんから出てくる放射線（主にγ線）を画像化する検査です．患者さんは放射性医薬品投与時に放射性医薬品から外部被ばくの影響を受けます．そして，放射性医薬品が体内へ投与されたら放射性医薬品から内部被ばくの影響を受けます．技師は患者さんに投与する前の放射性医薬品および放射性医薬品を投与された患者さんから外部被ばくの影響を受けます．

　患者さんが医療行為のうえで受ける被ばくは医療被ばくです．診断や治療のために受ける被ばくであり線量限度はありません．これに対し技師が受ける被ばくは職業被ばくです．業務上受ける放射線被ばくの影響は法令により線量限度が定められています．

　患者さんも技師も放射線を用いた検査を行う際，知っておくべきものとして被ばく防護の三原則があります．一つ目は行為の正当化です．放射線被ばくを伴ういかなる行為もプラスの便益を生むものでなければなりません．二つ目は放射線防護の最適化です．正当化された行為でもその被ばくは経済的および社会的要因を考慮に入れながら合理的に達成できる限り低くしなければいけません．三つ目は個人線量の限度です．個人が受ける超えてはならない実効線量または等価線量の値であり，技師の職業被ばくに適応される考え方です（医療被ばくには適応されない）．

　われわれは防護の三原則に則り検査を行っています．たしかに患者さんからの放射線の影響はありますが，人体への影響がほとんどないレベルです．問題なく検査業務を行っています．被ばく線量を管理するために個人線量計を装着し，被ばく線量の管理を行っていますので，安心して業務を行っています．お心遣いに感謝しましょう．

☑本事例の要点

　外部被ばくと内部被ばくおよび医療被ばくと職業被ばくを理解し，どんなときに被ばくをして，その被ばくには線量限度があるか否かを把握しましょう．そして，放射線防護の三原則（正当化，最適化，線量限度）を理解し，患者さんにとって放射線検査の必要を認識したうえで検査を実施しましょう．

（佐藤久弥）

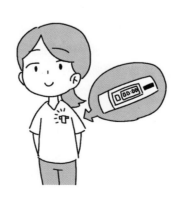

1 患者さんが痛がってポジショニングできません.

シチュエーション

　　腰椎の骨転移に対して放射線治療を開始する患者さんです. 金曜日に治療計画を実施し, その際には仰臥位を保つことができ, 問題なく治療計画を実施しました. 翌週の月曜日に照射を行うため, 患者さんに寝台に寝てもらおうとすると痛がって横向きにしか寝られず, 金曜日と同じようなポジショニングができません. 中止してもよいでしょうか.

対処方法・考え方

　　放射線治療では, 正常細胞とがん細胞の回復力の違いを活かした治療であり, 照射する部位に正確かつ継続的に照射を行うことが重要です. 照射の休止が治療成績に関わる場合もあります. 技師の判断で中止してはいけません. だからといって, 無理やりポジショニングを行うことは, 患者さんにさらなる痛みを与えることになるため禁物です.

　　骨転移のある患者さんの場合は, 疼痛緩和の薬剤の使用や追加が可能な場合もあるので, 放射線治療医に相談できる場合は放射線治療医に, 放射線治療医が院内に不在の場合は主治医や担当看護師に相談しましょう. 薬剤を使用しても疼痛コントロールが難しい場合には, 放射線治療医に連絡し判断を仰いでください. 治療開始の延期や再計画となることもあります. 骨転移の患者さんは治療期間中に骨折するケースもありますので, 日頃から患者さんをよく観察しいつもと違うと思ったら, 直ちに放射線治療医に報告してください.

　　今回の事例では, 患者さんが照射室に到着してから対応していますが, あらかじめカルテなどで患者さんの状態を調べていれば疼痛があることがわかり, 事前に病棟の担当看護師と相談して, 薬剤が作用している状態で照射できるよう調整をすることが可能だったかもしれません. また, 放射

線治療医への相談も余裕をもってできたかと考えます.

☑本事例の要点

　放射線治療の可否は放射線治療医の判断となります. 主治医から中止の連絡があった場合でも, 放射線治療医は継続と判断する場合があるので, 必ず放射線治療医に確認してください.

　疼痛緩和の薬剤は, 作用発現時間や持続期間が薬剤により異なります. 事前に病棟の担当看護師や主治医と相談し, 照射時刻などを調整することで患者さんの苦痛を少なくすることが可能です.

　また治療計画時のポジショニングは重要です. 照射開始から終了まで治療計画時と同じポジショニングで照射を行うため, 治療計画時には患者さんの筋緊張を解き, できる限り安楽な体位で照射できるよう固定具などを使用して工夫しましょう.

　患者さんに必要以上の苦痛を与えないよう他部署と情報共有し, 連携して治療を行っていくことが重要です. 施設によっては緩和ケアチームや病棟カンファレンスなどに, 放射線技師がチーム医療の一員として参加しているところもあります. そのような機会があれば積極的に参加しましょう.

（田部井照美）

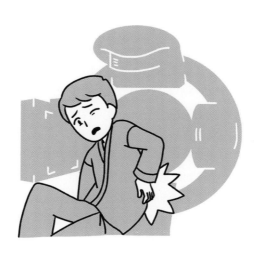

2 呼吸で動く部位のセットアップがうまくいきません.

シチュエーション

　今年度，放射線治療部門を立ち上げたばかりの施設で，週2日ほど非常勤の放射線治療医が来ています．本日，照射の患者さんは下肺野に腫瘍があり，横隔膜にも近接しています．また高齢者のため呼吸も不規則で，緊張のためなのか治療台の上で深呼吸もしています．既往に脳梗塞もあり片麻痺のため，ポジショニングに時間がかかってしまいました.

　治療台の上は固いため患者さんから「背中も痛いので早くしてほしい」と言われてしまいましたが，照射部位へ正確に照射するためにポジショニングは重要だと考えています．他施設ではどのようにしているのでしょうか.

対処方法・考え方

　放射線治療では毎日同じ部位に照射するため，身体や固定具にマーキングをしてこのマーキングにレーザーを合わせて照射しますが，呼吸による臓器の移動があることが予測される部位の照射は，呼吸性移動対策の検討が必要と考えます．呼吸性移動対策を行うことにより，照射範囲が縮小でき正常組織への有害事象を減少させることができます．事前に呼吸による臓器の移動長を確認するには① X線透視，② 四次元CT，③ 超音波，④ シネMRIのような機器があります．また，呼吸性移動対策の具体例としては① 酸素吸入，② 腹部圧迫，③ 規則性呼吸学習，④ 呼吸停止法，⑤ 呼吸同期法，⑥ 動体追跡照射法が挙げられます．これらの対策を実施し（① 酸素吸入・③ 規則性呼吸学習を単独で用いる場合を除く），ガイドラインに示す「呼吸性移動対策の定義」を確認したうえで，呼吸性移動対策の施設基準を満たせば「対外照射呼吸性移動対策加算」「定位放射線治療呼吸性移動対策加算」の算定が可能となります．また，治療計画時だけでなく照射直前や照射中にもCBCTやMVCT，EPIDなどで呼吸による臓器の

移動を確認し，照射範囲に腫瘍が含まれているか確認も必要です．詳しくは「呼吸性移動対策ガイドライン」を参照してください．

　ただし，これらの呼吸性移動対策を実施するには相応の設備が必要なこともあるため，まずは患者さんへの放射線治療に対する説明のなかで呼吸により臓器の移動があること，平常時の安静呼吸を保ってもらうことを理解していただくことが重要ではないでしょうか．これらの説明にはリーフレットやタブレットによる動画の視聴などを用いると理解しやすいと考えます．

☑本事例の要点

　本事例では呼吸性移動が予想される臓器への放射線治療に対して，呼吸性移動対策実施の検討や，患者さんへ呼吸による臓器の移動の説明をせず放射線治療を実施しようとしたために，セットアップがうまくいかなかったものと考えられます．放射線治療を開始する患者さんについては，治療開始前に治療室スタッフで患者さんの状態や治療部位・治療方針の確認を行うカンファレンスを実施している施設もあります．このカンファレンスで呼吸性移動対策実施の可否や患者さんの既往歴をスタッフ間で共有することも重要です．今回の患者さんのケースでは片麻痺もあるため，固定具や補助具の選定も必要です．

　放射線治療を受ける患者さんの多くは悪性腫瘍であり，病気に対する不安や治療への緊張を抱えている患者さんが大部分です．放射線治療では治療中ほぼ毎日患者さんと接します．患者さんとの信頼関係・コミュニケーションを構築し，安心して日々の放射線治療を受けていただくことで呼吸の安定性にもつながるものと考えます．

（林　盛人，千葉英明）

3 治療のための印が毎回消えてしまいます.

シチュエーション

　放射線治療の日々のセットアップ時，ごくまれに毎回照射部位の印が消えている乳房接線照射の患者さんがいます．これまでの経験を踏まえて特定の照射部位に限らず対処方法を教えてください.

対処方法・考え方

　放射線治療の大半は分割照射を行い正常組織の副反応を抑えます．外部放射線治療では表在性の標的であってもその線量集中性をいかに高めるかが重要な課題です．昨今の高精度放射線治療でも治療部位以外の体位の整位が重要ですし，治療部位以外に印をつけることもあります．標的には照射ごとの揺らぎによる分布精度を保証するためにセットアップマージンが設定されています．患者個別の固定具を使う場合でも皮膚の印は標的線量の集中性やセットアップマージンの低減に果たす役割を担い，古くから欠かすことのできない道具の一つです．まず印が消える原因として，

1）患者さんが（意図して）消している場合：

　①精神的ストレス，②入浴や運動などの生活習慣，③かゆみの発生

2）直接患者さんの意思に起因しない場合：

　①（炎症を抑えるために医療従事者が指示した）皮膚の冷却，保湿剤などの影響，②排泄物や痰などの分泌物の処理に伴う場合，③発汗

3）皮膚自体の特性など

　に大別しました.

　原因1）では，放射線治療のシミュレーションを実施する前に印の重要性の説明（照射部位の再現性を高めることが制御率の向上と副反応の低減につながります．治療部位以外の印の重要性に理解を得る）が重要です．中でも①，②の原因では理解を得られなければ毎回印が消えてしまう原因

になることがあります．①精神的ストレスでは，印をできるだけ衣服から見えない位置に要所に限ってつける工夫や，汚してしまう下着の対応方法（使い古したものを治療期間中ローテーションしたり色の濃いもので目立たなくしたりする）があります．②の生活習慣については印が消えにくくする工夫として皮膜スプレーを散布することで軽減することができます．③のかゆみなどを伴う場合は，塗布するインク自体を変更することで大多数は解決できます．

　患者さんの意思に起因しない原因2）の①②については，副反応などの症状や処置を行う際の注意点とマーキングの位置を変更することで解決することがあります．

　原因2）の③や原因3）については通常，薄くなった時点で印を書き足すことで問題は解決します．

☑本事例の要点

　今回の事例では，毎日印が消えてしまう特殊な状況について，原因ごとに対応方法を考えました．大半の場合は印をつけた理由を患者さんに十分理解していただき，ストレスの軽減や治療期間中の生活習慣を変更していただくこと，印を描く対象（アイソセンタ，照射野，補助線，固定具との整合線），皮膚マーキング材の変更が有効です．発汗や消えやすい皮膚の方では，薄くなった時点でこまめに書き足すことで完全に消えてしまうことを防ぎ，シミュレーションや照合に伴う時間や被ばくを低減する必要があります．

（南部秀和）

想定事例

4 白血球の少ない患者さんで治療を続けても大丈夫でしょうか？

シチュエーション

　　放射線治療の業務ローテーションをして半年が経ち，放射線治療の照射業務や機器の品質管理に慌ただしい日々を送っています．いつも通りに予約時間に患者さんを呼び入れ，照射室に案内すると，先輩技師から「ちょっと待って，白血球数が少ないよ．血液検査のデータ確認後に照射だよ」と声が掛かりました．患者さんとともに照射室から待合室に戻ろうとした際，「白血球数が少なくても，治療を続けても大丈夫ですか」と質問を受けました．突然の患者さんからの質問にどう答えてよいか迷っていると，先輩技師が患者さんを診察室に誘導し対応してくれました．その後，放射線科治療医や先輩技師から治療はしばらく休止となったと連絡を聞きました．

　　このような場合，どのように対応すればよかったのか教えてください．

対処方法・考え方

　　放射線治療において，治療チームの一員として患者さん個々の情報を共有することは，安全で高精度な治療を行ううえで，非常に重要です．そのため患者さんの注意事項について熟知し，治療にのぞむことが必要です．照射担当の技師は，誤照射を避けるためにもお互いチェックし合える関係になることが理想です．

　　今回の事例は，患者さんが治療休止となり病気が治らないのではないかという不安を抱いていたことを理解すること，また白血球数が少なくなる要因である骨髄抑制についての理解が重要であったと考えられます．

〈放射線による骨髄抑制〉

　　放射線治療による骨髄抑制は，あくまでも照射されている部分に限られるため，照射領域に広範に赤色骨髄を含む場合以外は，臨床上大きな問題

とはなりません．しかし，抗がん剤を併用した化学放射線療法の患者さんや化学療法の既往のある患者さんでは，広範に骨髄が障害され，小さな照射範囲であっても白血球が高度に減少することがあるため，注意が必要です．

骨髄抑制の効果が最も早く検査値に反映されるのは，白血球の減少，特にリンパ球の減少です．これは，末梢リンパ球の寿命が短いこと，リンパ球の放射線感受性がきわめて高いことによるものです．骨髄抑制に対して白血球増殖作用の薬剤投与を行うと，投与後の効果は即時的にみられ，時間とともに回復がみられます．

白血球の減少に伴い，身体の抵抗力が低下し感染を起こしやすくなるため，マスク・手洗い・うがい，人混みを避けるなどの感染症対策を指導し，早期の治療再開ができるようアドバイスを伝えること，また治療を休止しても白血球数が回復すれば，治療を再開できることを伝えることで，安心していただけると考えます．

☑本事例の要点

治療業務を行うにあたり，患者さんの治療部位や照射範囲，投与線量，照射方法，化学療法の併用について理解，把握しておくことは不可欠です．また血液検査の基準値はもちろん，骨髄抑制に伴う治療休止の自施設のルールを把握しておくことも大切です．

白血球減少に伴う治療継続や休止の対応は，外来患者さんや病棟管理下にある入院患者さんでは異なることが想定されます．放射線治療の中断は治療効果に影響することがあり，できるだけ避ける必要があります．治療可否の最終判断は放射線治療医が行うため，患者さんの訴えや悩みを治療医に正確に伝えることも重要です．

患者さんと日頃より良好な信頼関係を築くことで，患者さんの不安や体調の変化に気付くことができます．医師，看護師などの治療スタッフ間で共通認識を持ち，患者の不安軽減に繋がる的確な対応をとることが大切です．

（圓谷明男）

想定事例

5 患者さんが治療途中で中止を求めてきた.

シチュエーション

　「おはようございます．○○さん」治療を始めて3週間が経った患者さん．いつものとおり挨拶をして患者確認を行い，放射線治療室へ案内しました．患者さんをリニアックのベッドに寝かせてシェルを用いて固定を行い，体位の微調整をしていた時に突然「あの，技師さん．私にはこの治療があってないみたいだから治療をやめたいんですけど」との訴えがありました．

対処方法・考え方

　突然の患者さんからの放射線治療を中止したいとの申し出に対して，まずは患者さんがどうして中止を決めたかの理由を知る必要があります．患者さんにとって放射線治療自体に問題があるのか，あるいはがん治療そのものにあるのか，それとも診療放射線技師の接遇を改善することで解決することなのか，まずは患者さんの訴えに耳を傾けます．例えばシェル（固定具）の圧迫が強くて辛いなどの理由であれば，改善することで治療の継続が可能かもしれません．日々の治療で接するわれわれ診療放射線技師が患者さんの気持ちに気付けなかったのは残念です．このように原因が明らかでない患者さんへの聞き取りは，技師のみではなく看護師とも連携して，多職種で介入することも必要です．なにより患者さんが話しやすい環境を作ります．そうすることで本質に気付く場合もあります．大切なことは患者さんの訴えを傾聴しましょう．そして得られた情報は担当医に報告し，放射線治療医あるいは主治医から患者さんへ説明をします．医師から治療の必要性，効果，副作用などについて十分な説明を行い，休止や中止も含めた最終判断を行うことになります．

☑本事例の要点

　患者さんは放射線治療により皮膚炎を生じ，軟膏で進行の程度を和らげていました．しかし3日前より口内炎が発症したのと不快な口の渇きも出現したことにより食べ物が飲み込み難くなっていました．あらかじめ副作用についての説明はありましたが，目に見えない治療効果よりも痛みや不快な副作用の出現により，放射線治療に対する不信感が募った結果でした．皮膚炎や粘膜炎は本人にとって大変辛いのですが，診療放射線技師は照射による副産物として安易に対応していなかったでしょうか？　また痛みは人により異なります．放射線治療に不安を抱いている患者さんにとって身体の変化は敏感に感じます．患者さんの不安を増長させないように副作用に関する情報などを伝えることも必要ですね．そのためには放射線治療に伴う副作用をしっかりと理解して適切に情報提供を行います．正しく計画に基づいた治療を遂行する大切さ，患者さんが安心して治療を受けられる思いやりの心をもって放射線治療に携わってください．

（久保田裕一）

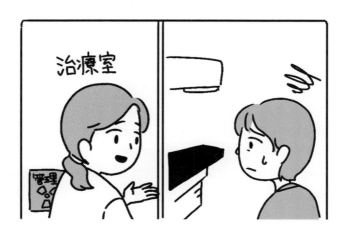

各論
1

放射線治療

1 どう見ても医療人として不向きな実習生, 何度諭しても無反応です.

シチュエーション

自施設に来られている実習生です. 服装, 髪型などは問題ないのですが, いざ実習中での態度が周りの実習生と異なります. 積極的に患者対応に関わろうとしないばかりか, 撮影現場も興味がないのかあまり熱心に観察しようとしません. レポートも申し訳程度に教科書に書かれている内容を写しているように見受けられます. 不思議に思い話しかけてみました.

指導技師「撮影とか, 病院の技師の仕事には興味がないの?」

実習生「わからないです」

指導技師「学校の入学金, 授業料は誰が払っているの? 自分が選んだ職業の実際の現場なのだから, 多くを体験したほうがよいと思うよ!」

実習生「……」

体験や見学を積極的に行うように何度言っても遠くから眺めていることが多く, なんだかやる気がないように見受けられます. 患者さんとコミュニケーションを取りながら撮影を行っていく職場では医療人として不向きかと思いましたが, どのように対応したらよいのでしょうか?

対処方法・考え方

大きな施設となると, 毎年多くの診療放射線技師養成校から20名前後の実習生が訪れます. カリキュラムを決め, CT検査, 一般検査, MRI検査などに分けて実際の業務を見ながら, 学校で得た知識を活かせるように実習教育を行っていきます. 臨床実習は医療現場での知識を得るだけではなく仕事内容を理解し, 職業の適正, どのような職場で働きたいなど多くの将来像を描ける重要な場となります. OSCEで得た知識とはまったく違う世界を経験し, 学校で学んだ臨床実習で得るべき内容の指導とは違った, 医療現場ならではの場面にも直面して非常に有用な経験を得られる機

会です.

　しかし，病院での臨床実習にまったく興味がないように思える学生が2～3年に一度，実習に来ます．指導しても臨床実習でやる気がないように思えてしまう学生には時間を作り，職業に対する考えを実際の職場の先輩として，なぜ診療放射線技師資格を取得しようとしているのか，臨床実習に何を求めて，また何を得られたらよいと思っているのかなど学校の先生とは違う視点で話し合い，議論（討論）を行える場を作ってあげることが重要だと考えます.

☑本事例の要点

　すべての実習生が病院（臨床実習施設など）で働きたいと思わないことが大切です.
・原子炉，非破壊検査分野で放射線を使用した場所で働きたい
・医療メーカーで造影剤，放射線医薬品，診療機器の研究などを行いたい
・まったく違った分野で働きたく，困った時にパートなどで高収入が得られる
　資格を身に付けたい
など，学生の思い描く将来像はさまざまです．少しでも有意義な臨床実習を過ごせるように，現場では臨床実習教育カリキュラムにプラスアルファを学生に与えられることができればといつも悩まされます.

　学生にはもっと色々なことを現場で働く先輩たちにぶつけてきて欲しいと思います．技術，仕事内容と関係ないことでも話しかけ多岐に渡る情報を得て，自分の理想とする将来像を描がけることを臨床実習先の先輩たちは願っています.

（平山雅敏）

2 実習現場では国家試験で優位となる学術的な指導？　それとも今後，働くうえでの人間性の指導？

シチュエーション

　臨床実習開始して3週間経過した頃，お世話になっている指導技師さんより，「臨床実習に来るまでに，学内での限られた期間内で国家試験にも役立つ学術的な指導をして欲しかったと思う？　それとも働くうえでの人間性の指導をして欲しかった？」と尋ねられました．

　私は「どちらも重要だと思いますし，それなりにご指導していただいたと思います」と咄嗟に答えましたが，一言では語れない内容のこととも思います．どのように返事をしたらよかったのでしょうか．

対応方法・考え方

　貴方が答えた通り，両方とも重要であることは間違っていませんが，その先ということですね．前者については，折に触れていくつかの指導はしてきています．例えば，OSCEに際してポジションよりも条件設定が先であることは国家試験にも出題されていますし，放射線治療におけるCT撮像に関して，体輪郭を得ることも目的なので体が欠けることのないFOV選択やガントリ角度に関する過去問題も記憶にあると思います．ただ，臨床実習の場は非常に多くの事例に遭遇するのでより多くの想定の教育が求められます．

　一方，人間性指導に関して医療現場では教科書通りのことよりも，基本的知識から応用を求められるケースが多くあります．これらをこなし，十分に吸収するためには相当な期間がかかりますが，先輩から大事にされ，適宜よかれと思う指導をしてあげようと思わせるような人間性を備えていれば，成長も吸収も早いということになります．ただ，折角教えていただいても土台が小さければ十分に生かせないこともあるかもしれませんので，自身の知識とのバランスも大事になります．

☑本事例の要点

　人間性教育に関しては，OSCE，臨床実習のガイダンスの他，コミュニケーション授業の中でも臨床実習を想定したプログラムが組まれるようになってきています．働くうえでの人間性との文言から，先輩・後輩・同僚との関係性重視がある一方，患者さんへの対応も含まれます．臨床の場で思いやりをどのように発揮するかについては，事前教育で完全に賄うことは難しいとしても事前教育がなければ生じるべき芽も出ません．

　ただ，人間性については指導する前に，本人が「患者さんや自分の周りの人にとってよかれといった心情」をどこまで持ちあわせているかによるところも大きいかと思います．

　またチーム医療として他職種とどこまでよい連携を図れるかも個々の人間性と無関係ではありません．そこにはさらに協調性も求められることでしょう．しかしそれも症例ごとに他職種との対応を知るだけでなく，ケースごとに何が優先されるかなどの知識が必要となります．国家試験にも通じる学術的な知識，そして働くうえでの人間性，双方が必要であるだけでなく両者のバランスも重要であることを認識し，医療現場で遭遇したことを自身の成長の糧として積み上げ，研鑽していくことがさらなる自分の成長に繋がり，そのことが患者さんに生かされることになるのではないでしょうか．

（菱木　清）

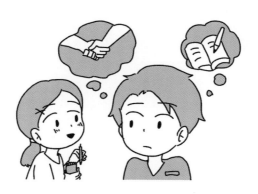

想定事例 **3**

実習生が患者対応を行っている時，患者さんの持ち物を破損させてしまった．どうする？

シチュエーション

臨床実習が始まって2週目の水曜日，先週のCTを終えて，月曜から一般撮影のローテーションに入りました．

指導される技師さんとのコミュニケーションは良好で，患者さんの誘導をしばしば任されるようになりました．ある時50代後半の男性患者さんの頸椎4方向の一般撮影であったため，患者さんを撮影用の椅子まで誘導するように指示されました．患者さんの確認を済ませ，実習生である自身の自己紹介をして，側面からの撮影を念頭に向きも考えて撮影用の椅子に座っていただきました．

義歯やネックレスなどの確認はすでに済ませましたが，座った時点で眼鏡をかけていることに気付き，「すみません．眼鏡も外していただきたいのですが」と伝えると，患者さんは眼鏡をはずして手渡されました．その際，レンズに触れてはいけないと思いつつ受け取ろうとしたため，うまく受け取れずに床に落としてしまい，片側のレンズが割れてしまいました．

何かあれば勝手に対応する前に技師さんに報告をと心得ていたため，「すみません」といって，撮影室入口付近にいた担当技師さんにそのことを伝えると，すぐに患者さんのそばに来て一緒に謝ってくれました．患者さんはおもむろに怒るということではないものの，不機嫌で弁償をしてほしいという要望があったため，担当技師さんが副技師長にお連れして，その後患者さんは帰宅されました．

対応方法・考え方

　この場合の役割は，誘導とともに金属類の確認も伴います．そもそも最初の時点で眼鏡に気づかなかったことに端を発しますが，落とせば壊れるものといった事前の認識が甘かったことも要因と考えられます．実習生として慣れていないだけに，何の撮影かだけでなく，どのような注意事項があり，その中で特に注意すべきことは何かを事前に想定しつつ事を運べば結果は違ったかもしれません．

☑本事例の要点

　弁償することは別として技師さんと一緒に謝罪したのちも，患者さんが不機嫌であった根拠は検討する必要があります．何か起こればすぐ技師さんに伝えるといった行動ですが，それは実習生の立場に準じた行動に過ぎません．眼鏡が割れてしまった瞬間の患者さんの心境と，すぐにその場を離れた実習生の態度にギャップはなかったのでしょうか．医療人は患者さんの気持ちに寄りそうことが大切ですが，それは病気に対してだけでなく，このような場合の患者さんの心理も痛みと捉えて，一緒に共有する姿をその場で示すことが必要ではなかったかと考えます．落として「すみません」といった直後に，床に落ちて破損した眼鏡をまず丁寧に拾って，もう一度「すみません．このあと困ってしまいますよね．本当にごめんなさい」と伝えていれば，患者さんの態度も変わっていたかもしれません．

　弁償に関しては実習生本人が怪我などをした場合には学生教育研究災害傷害保険，実習生が物を破損・他人に損害を与えてしまった場合には学研災付帯賠償責任保険があり，この場合には後者に適用されます．

　学生の過失をどう判断するかで補償額に差がでると思われますが，ここではその対応について振り返り，今後に生かすことがより重要であると考えます．

（菱木　清）

4 実習生に実際のX線を人体に照射できない状態で，患者対応（ポジショニング）はどこまで任されますか？

シチュエーション

　　実習生に実際の患者さんに対してのコミュニケーションやポジショニングなどを学ばせたいと思っています．特に胸部X線撮影やCT検査などの簡単なポジショニングを行わせたいのですが，問題ないのでしょうか？

対応方法・考え方

　　最近では，医学生や作業療法士養成校の学生の診療参加型臨床実習（クリニカルクラークシップ）が注目されていますが，診療放射線技師養成校の学生が参加型臨床実習を行うことは，現状では受け入れ施設の体制整備の問題などから許可されないでしょう．学生は客観的臨床能力試験（OSCE）である程度の知識・技能などを評価され実習に臨んでいると思いますが，実際の病院での経験は非常に重要です．学校で学んだ原理や理論と臨床で学ぶ実践を結びつけることは，今後の座学学習へのモチベーションを上げるためにも有用です．患者さんと対面し，コミュニケーションを取りながらポジショニングを行うことは素晴らしい経験になるとは思いますが，現状では参加型実習を行うことは難しく，どうしても見学型実習となってしまいます．

　　大学病院などでは次のような内容の書面を掲示していると思います．「当院は様々な職種の教育機関でもあり，学生の臨床実習で協力をお願いしています．臨床実習において患者様に不快な思いやご迷惑をおかけすることはないと思いますが，いつでも臨床実習をお断りされて結構です．」このような施設では，患者さんや家族に事前に承諾を得たうえで指導者の直接監視下であれば，限定的ではありますが実習生の患者対応も可能かもしれません．しかしこの場合も，ポジショニングなど患者さんに接触するような行為は避けるべきです．

指導者の直接監視下で実習生が実施できる項目としては，検査室への案内，検査説明，アレルギー歴など問診，患者の体位変換の補助など患者さんの安全が担保でき，侵襲性のない行為である必要があります．このような項目であっても，患者対応する際は，マスク，手指消毒などスタンダードプリコーションや，態度，身だしなみなどの重要性を学生に意識させましょう．

撮影ポジショニングのような行為は，実習生同士や指導者を患者さんに見立ててのシミュレーションを行うことで十分でしょう．指導者が過去に経験した多くの事例から，いろいろな患者役を演じて実際の検査室での実習を行えば，学生にとって大きな収穫となると思います．自身が病気で診療を受けた経験のない学生がほとんどでしょうから，患者役となる体験も非常に重要です．例えば，立位不可能な患者や外傷患者の撮影，車いすからの移乗方法などを経験させてはどうでしょう．高齢者への寄り添い方や声のかけ方などを経験させることで，医療従事者としての自覚が芽生えると思います．業務が忙しい施設では見学型実習となりがちですが，指導者はわずかな時間でもよいので，参加型臨床実習に近いものを経験させることを考えてはいかがでしょう．

☑本事例の要点

学生実習では，直接患者に触れるようなポジショニングはできませんが，さまざまな場面のシミュレーションで，コミュニケーションやポジショニングの経験をさせてはいかがでしょうか？

学生にとって患者役でのシミュレーションもよい経験になると思います．

実習後は反省点などを話し合い，レポートにまとめ振り返りを行わせましょう．

（上村忠久）

5 臨床実習で気をつけることは何でしょうか.

シチュエーション

毎年実習生がやってきますが,どのように実習させればよいか悩みます.上司は後ろで見せとけばよいと言っていますが,本当にそれでよいのですか.

対応方法・考え方

臨床実習は,これから診療放射線技師として働くために必要な撮影技術や理論を座学とは異なり実際に見聞し,他職種や患者とのコミュニケーションスキルの重要性を学生の間から意識付けを行う大変貴重な時間です.臨床実習を効率的に行うには,実習生が何に興味を持っているのか事前にレポートとして実習先病院へ提出してもらうようにするとよいでしょう.実習先病院の放射線部門にはさまざまなモダリティの装置があり,何に興味があるのか,どういうことを実習中に見てみたいのかをあらかじめ把握しておくと,実習先ではその準備ができ,実習生にとっても有意義だと思われます.

学生の実習評価においては,興味のあるモダリティとそうでないものとでは,まったく評価が分かれる場合があります.興味のあるモダリティをさらに伸ばすことで,実習に関する緊張を取り,コミュニケーションを活発にすることで,双方にとって成長するよい経験となるでしょう.

学生は,OSCE(objective structured clinical examination)を通して臨床で必要とされる所作をある程度身に付けていると思いますが,学校で習った知識と練習経験では実際に患者さんへの撮影時に必要な声がけや,脱衣などの指示を行うには難しいことがあります.老若男女,幅広い患者さんへのコミュニケーションの取り方を実施にみせた後,実際にさせてみて悪かったら指導し,よかったら褒めてあげましょう.また,何かあった

場合に備えて，報告・連絡・相談，いわゆる「ホウ・レン・ソウ」をしっかり行うことの重要性を知ってもらうことが必要です．自らが実践して実習生にその姿を見せ，なぜ「ホウ・レン・ソウ」が必要なのか考えさせることが大事なのです．

ところで，X線管を実際にみたことがないという学生は珍しくありません．書籍などでみた形と実際にみた形では大きさも色形も違うので，X線管をみせてもそうだと気付かないのです．しかし，私たちが職業としているX線がどのように発生し，それが人体の中でどのように作用し，また，透過後のX線を画像化する仕組みを知っておかなければ，何をどうすれば，このような画像になるということを理解するのは難しいでしょう．それこそスイッチを押すだけの仕事と言われて待遇が低くなっても文句は言えません．

われわれは医療の中で放射線を取り扱うプロとして，撮影画像と被ばく管理に責任を持つことの意味を考えなければなりません．学生に臨床をみせる前に，まずは自らがプロとして，こうあるべきだという姿勢をみせるために，しっかりと日々の業務を考えながら行っていくことが必要です．

例えば，この装置が故障したら残った検査をどのように代替するのか，患者さんが高齢あるいは外傷で必要な体位が取れない場合はどのように対処するのか，ルーチンワークがうまくいかない時の対処法を多く考えることができるように訓練しておくことが重要です．

臨床実習では，他職種との関わりや医療安全，感染対策についても学生にしっかりと考えさせることが重要です．院内のさまざまなルールや理念，医療安全，感染対策の教育研修は，実習開始前に学生に説明しておき，最近はWebで行われている研修も多いので，積極的に参加させるとよいでしょう．

学生にはさまざまな可能性があり，人間としても発育途中の段階にあります．臨床実習でわれわれの業務や，将来を失望させるような言動は厳に慎むべきです．積極性がないように見える学生でも，真面目に自分の将来を真剣に見つめている場合がほとんどです．頑張る方向性を指導し，また医療の現場でみつけさせることが重要です．逆に予習復習しない，時間を守らない，他人に迷惑を掛けていることを理解できない，何度言っても改

善がみられない学生は医療職に不向きであることを教えることも必要です．しかしほとんどの場合は実習の前後で，医療における診療放射線技師の役割を理解し，大きく成長していることがわかります．われわれの業務がこれからも発展していくためにも，学生の臨床実習は重要な意味を持っています．毎年学生は変わりますが，一期一会の精神で毎日の実習をしっかりと指導していきましょう．

☑本事例の要点

　学生とのコミュニケーションを有効にとり，学生に目標を持たせ，実習中に達成できるように計らい，充実感を与えましょう．

（川田秀道）

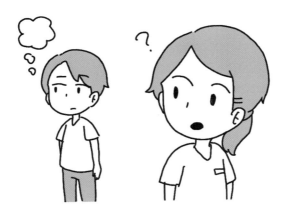

6 なぜ勉強(研究)する必要があるのでしょうか.

シチュエーション

　　男性技師A：「せっかく国家試験に合格して勉強から解放されたのに仕事を憶えるのが先と思うのですが，すぐまた勉強しなければならないのでしょうか」

　　女性技師B：「自分の周りに勉強している人はいないように思います．先輩たちの指導を聞いてしっかりと仕事していればよいのではありませんか」

対応方法・考え方

　　診療放射線技師国家試験に合格し，免許取り立ての入職時は同期入社の仲間と差がないのですが，1年，2年と経つうちに知識や技術に差が開いてくる場合があります．なぜこのようなことが起こるのでしょうか．

　　勉強(研究)をしなければ，自分の経験だけに頼り，自分で行うことがすべてだと錯覚してしまうことが危惧されます．そこには何の理論もない経験だけがあり，さまざまなパターンに適用できる普遍性がありません．例えば，ルーチンワークで撮影できない患者さんが来たときに，対処できず原因を検討することなしに再撮影ばかりしている状況になりかねません．

　　このような状況は，若いうちは技術不足で済まされるかもしれませんが，自分の人生設計の中で5年後，10年後，その先を考えた時に今のままの自分で患者さんのために十分な対応ができるのでしょうか．

　　われわれ診療放射線技師は日々，患者さんのために何ができるかを考え，改善する努力が求められます．毎日の業務を振り返り，明日の自分が今日よりも発育していけるよう精進していかなければなりません．このためには目標を立ててしっかりと初期研修を受け基礎を養えば，突発的な事態にも応用ができる発想力や事前の危機予知ができてくるでしょう．目標

を持てば確実に自分の成長を確認し，さらに高みを目指すことも可能になります．

　最近の勤務形態もアルバイトなどの非常勤，正規職員などさまざまであり，採用形態の違いにより給料や福利厚生など，大きく差があります．アルバイトなどの非常勤職員は正規職員になるために，自分の技術を磨き，知識を増やす努力が必要です．現状維持を続けていても成長はありません．周りのスタッフが成長していく中で取り残されていくだけです．一般企業では向上心のない，積極性がない人間はリストラの対象になったりもします．

　ミスもなく仕事も丁寧なだけでは，病院が求めている理想を実現するには難しいと判断されます．与えられた仕事をやるだけの人材に今後の発展は望めません．就職して2年目以降は組織の一員として，上司が与える仕事にプラスアルファの考えをもって仕事ができる人材とならなければなりません．プラスアルファの仕事ができる人材，つまり組織のために貢献できる人材となるためには，組織全体を俯瞰し組織の弱点や求められていることが何なのかを考える力を必要とします．そしてそのためには未経験の仕事の分野も積極的に手伝い業務をアシストする，一日の業務が終わった後に画像と読影レポートを確認し，自分の技術を振り返って改善し，知見を積極的に増やし，それをプラスアルファの仕事に応用できるよう努力していきましょう．

　資格や学位を取得したりすることは，将来の自分に訪れるさまざまな出来事に対して有効な解決策を見出したり，学術的に専門家として信頼され日本あるいは世界の放射線医療の発展に貢献することになります．その結果，職場で役職をもらい責任ある立場になると，給料も上がり生活も充実するでしょう．最近は責任が重くなるのを嫌がって管理職になりたくない人が多くなってきているようですが，考えてみてください．そのような人は病院経営が苦しくなってきたときに，同じ仕事ができるのなら，給料の安い若手を雇った方が病院経営に有利なので解雇される可能性が高くなることに気付くべきです．

　もし中途で再就職しようとする場合に，病院側はこれまでの職歴と今後の発展性を考慮するでしょう．中途採用は即戦力になるかどうかが重要視

されており，何の成果もなくスキルのない人材が採用されるのは難しいでしょう．向上心のない，技術もない人の代わりの人材はこの時代，いくらでもいるのです．いつでもしっかりとどのような状況でも対応できるよう技術の向上を目指すために勉強（研究）を行い，日々精進する必要があるのです．

☑️本事例の要点

　積極性と向上心を持つ者の今後の可能性は大である．何が起こるか分からないことを想定し，どのような事態になっても対処できるよう常に技術を磨くために勉強（研究）を継続していきましょう．

（川田秀道）

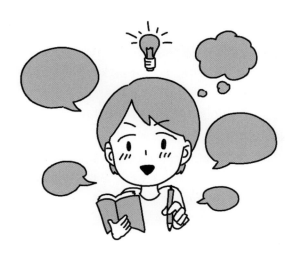

7 病院でのチーム医療とは，どのように行っているのですか.

シチュエーション

「医療スタッフの協働・連携によるチーム医療の推進」などとよく耳にしますが，私には経験がなく，自分の業務で手一杯です．医療現場での具体的な協働・連携作業の事例などあれば教えてください.

対応方法・考え方

最近のチーム医療の具体事例として，COVID-19感染症に対するA大学病院での事例を紹介します.

2020年2月くらいから全国にCOVID-19感染症がまん延し，中規模以上の病院で陽性患者の対応が始まり，大学病院でもこれほど大人数の感染陽性者を扱うことは初めての経験でした．感染制御の専門である院内ICT（infection control team）を中心に多職種が集まり，院内全体で協議しながら，それぞれの職種が行うべき具体的な感染対策や運用方法を決めていきました.

診療放射線技師は初期対応として，胸部X線撮影や胸部CT検査を担当しなければなりません．このため，感染管理認定看護師からPPE（personal protective equipment）：個人防護具の付け方のレクチャーを受け，患者搬入時の動線や感染対策などを具体的に決定していきました．感染対策マニュアルは存在しましたが，今回の感染症のような大規模なものは想定されていませんでしたので，マニュアル作成を多職種で取り組みました.

具体的には，専用病棟への入室の方法（感染エリアなどゾーン区分間の移動），ポータブルX線装置やカセッテの感染防止策，撮影時の動作手順など，診療放射線技師の細かな動作をシミュレーションしてICTと協議しながら決定し，診療放射線技師全員で共有するよう周知徹底しました．また，各職種間の連絡体制の整備も重要でした.

しばらくするとPPEやマスク，消毒用アルコールなどが手に入らなくな

り，仕入れ担当の事務職員が取引業者からの情報を元に，院内の各部署への配分をICTが決定しました．PPEがなければ，武器を持たずに戦いに行くようなものです．放射線部門から事務にお願いし，ゴミ出し用袋や業務用ビニールを購入し，エプロンを作り対処しました．また紫外線照射装置の購入をお願いし，N95マスクを紫外線照射器で消毒し再利用も行いました．

COVID-19感染対策は初めの頃は，接触感染が主であると報じられていましたが，エアロゾルによる感染に対する対策が重要であることがわかってきました．一般的に血管造影室，透視室などの検査室は，感染物質や埃などが検査室内に入ってこないように陽圧に設計されています．しかし，感染患者がエアロゾルを発生する場合，例えば患者が咳をしている場合や，気管挿管時，透視下内視鏡検査などでは部屋を陰圧にする必要があります．陽圧では，部屋の周りにウイルスをばらまいてしまいます．

緊急血管造影検査では，検査中に気管挿管することも多く，また緊急膵胆管造影検査（ERCP）では，口から内視鏡を入れるため，エアロゾルが多量に発生します．このためPCR検査で陰性が確認されていない患者の緊急検査ができない状況でした．診療放射線技師から施設部に提言し，疑似的ですが陰圧になるように吸気量と排気量を見直す工事を行い，緊急検査に対応できるようにしました．

このように，病院内では，多職種が1つの目標に向かって連携して業務を行っています．各職種が，お互いに信頼していなければ対等な意見交換はできません．紹介したチーム医療の事例は特殊ですが，一般診療の中でも多職種との関わりは非常に多く，どんな事態でもスムーズにチーム医療が実践できるよう，普段からコミュニケーションを取っておくことが重要です．

☑本事例の要点

他の職種からの信頼を得るためにも専門知識をより深めることに努力しましょう．

また，普段から他職種とのコミュニケーションを意識しましょう．

（上村忠久）

想定事例

8 社会貢献のために活動するには，どうすればよいのでしょうか.

シチュエーション

　病院勤務にも慣れてきました．最近テレビを観ていると，街頭でさまざまな啓発活動をしている人や，海外で献身的に働いている人が羨ましく思えてきます．自分も「社会にも貢献したい」という気持ちが日々強くなってきています．どこに行けば社会貢献できるのか？　どういった資格が必要なのか？　教えてください．

対応方法・考え方

　診療放射線技師の職能団体である「日本診療放射線技師会」や，学術団体である「日本放射線技師技術学会」に所属することで社会貢献活動の機会を得ることができます．両団体では学術大会にあわせ，一般市民を対象に公開市民講座を開催しています．2019年には合同公開市民講座が開催されました．ここでは一般市民に対して，高血圧に関する知識と啓発とともに，心臓疾患の診療に診療放射線技師がどのように関わりどんな役割をしているのかについて講演しています．

　日本診療放射線技師会では，1895年11月8日のW.C.レントゲン博士によるX線発見を記念して制定された「レントゲン週間」(毎年11月2日〜8日)に合わせ，放射線の専門家として正しい知識を国民に伝えるとともにわれわれの仕事を知ってもらうためのイベントを各地で行い，社会に貢献しています．また毎年10月のピンクリボン月間では各地で関係機関・関係団体と協力して乳がんに関する正しい知識の普及啓発を実施しています．このように日本診療放射線技師会や日本放射線技術学会などに所属し，積極的に参加することで社会に貢献することができます．

　次に国際社会に貢献するにあたり，よく知られている国際協力隊であるJICAの青年海外協力隊について紹介します[1]．青年海外協力隊では主に医療技術の支援を行っています．診療放射線技師としての実務経験が3〜

5年必要です．2017年にはガボンの国際財団の病院において以下の内容について活動が行われました．この活動では3年の実務経験が必要とされ，活動・生活使用言語のフランス語を話せることが必須条件でした．活動内容は以下の通りです．

1. 同僚たちへの診療放射線撮影技術の向上に関する活動を行う．
2. 日常業務の効率化および統一化に関する活動を行う．
3. 職場環境改善（5S改善）に関する活動を行う．
4. 被ばく防護を含む患者接遇改善に関する活動を行う．

以上のように海外における国際協力を考えている人は，活動拠点の言語が必要となります．円滑な相互コミュニケーションを図るためにも，語学の習得に力を入れましょう．

最後に社会貢献としての研究活動についても触れておきます．放射線技術学に関する研究発表や成果は，学術の進歩発展に寄与します．その成果は，医療被ばくの低減や，診断能の向上に直結し，検査を受ける患者にベネフィットをもたらします．これも立派な社会貢献です．学術学会に所属し患者のベネフィットを最優先に考えた研究に取り組み，社会に貢献してください．

1) http://www.jocv-info.jica.go.jp/jv/index.php?m=List&period=2017%7C%E6%98%A5&jID=H109&n=y

☑本事例の要点

まずは日本診療放射線技師会や日本放射線技師技術学会に入会しましょう．社会貢献へ参加できる機会はこれまでより増えると思います．同時に第二外国語の勉強も始めてください．機会を与えられてから勉強するのではなく，機会を逃さないためにも事前に目標を持って取り組みましょう．

また，患者さんのベネフィットを最優先に考えた研究に取り組むことで，社会に貢献するという手法もあることを理解してください．

(田淵昭彦)

9 災害医療に貢献するには，どのようにしたらよいのでしょうか．

シチュエーション

　私の身近なところでも，従来では考えられないような豪雨や地震災害の起こる確率が高い地域があり，いざという時には被災者への支援が必要な場合がおおいに考えられる状況になってきました．このような災害に対して医療従事者として何か貢献できることがあるのか教えてください．

対応方法・考え方

　さまざまな貢献方法がありますが，医療従事者，特に診療放射線技師として最も身近にできる災害医療への貢献は以下の2つの方法があります．

1. 日本診療放射線技師会が認定する，災害支援認定診療放射線技師として協力すること

　日本診療放射線技師会は，地震や津波，風水害等による激甚災害および原子力災害等の大規模重大事故による災害において，災害支援に関する社会的役割を十分に理解し，被災地における医療救援活動や被災者に対する支援を行うことができる会員を災害支援認定診療放射線技師として認定しています．

　日本診療放射線技師会と地区技師会ならびに関連機関や支援団体等との連携を図る災害時支援ネットワークにより，関連機関等との連携や派遣要請，災害時の効果的な支援活動を実践しています．

　2011年の東日本大震災時においては，福島原子力発電所周辺から避難・退避された方々に対して，厚生労働省健康局総務課地域保健室から日本診療放射技師会へ，被ばくに関する健康相談や放射性物質による表面汚染に関するサーベイランスを行うための診療放射線技師の派遣，保健所等へのサーベイメータの貸出しや保健所等への協力依頼がありました．福島

県警察本部からは，放射線測定管理，機器操作などのため診療放射線技師の派遣要請，さらに厚生労働相労働基準局安全衛生部長（東電福島第一原発作業員健康対策室室長）からは，東電福島第一原発への放射線管理の専門家の派遣について要請があり，診療放射線技師の必要性が大きく示されました.

2. DMAT（Disaster Medical Assistance Team）として協力すること

DMATは厚生労働省が認めた専門的な研修・訓練を受けた災害派遣医療チームであり，災害発生時には迅速に被災地域への出動準備を行う，非常に機動性に優れたチームです．この隊員になるためには災害拠点病院など（DMAT隊員が所属していれば後に都道府県から DMAT指定医療機関の指定を受けることが多い）の職員の中から都道府県を通して厚生労働省に推薦され，「日本DMAT隊員養成研修」を終了するか，またはそれと同等の学識・技能があると認定され，登録を受けることが必要です．診療放射線技師は業務調整員としてDMATで活躍しています．

その活躍の場としては，多くの人が記憶している地震では2011年東日本大震災，2016年熊本地震そして2018年大阪府北部地震などがありました．また2014年広島市土砂災害，2017年九州北部豪雨，台風18号および2018年西日本を中心に広い範囲で大きな被害をもたらした豪雨災害などの甚大な自然災害時に，多くの診療放射線技師がDMATに加わり被災地における後方支援業務を中心に活動してきました．今後さらにこれらの活動の重要性が高まることは間違いないでしょう.

☑本事例の要点

日本診療放射線技師会の災害支援認定診療放射線技師やDMATの隊員として貢献が可能です．また，災害拠点病院での勤務が災害医療への貢献の近道となります．そして災害医療では多職種と連携した行動が必要ですので高いコミュニケーション能力を身に付けましょう.

（吉田耕治）

想定事例 10
病院経営と言われてもピンときません.
どうすればよいのでしょうか.

　病院経営の観点から経費を削減し，検査・治療件数を増やすことを求められています. 私たちが今からでもできること，多職種で協同してできることは何でしょうか.

対応方法・考え方

　診療放射線技師として考える病院経営と，責任者(部長職など)として考える病院経営の視点があると思います. 診療放射線技師として考える身近な病院経営としては，まずコスト意識を持つことが大切でしょう. 日常業務に関する資材のコストを把握し，無駄をなくすことが最も身近な経費の削減に繋がります.

　例えば，診療業務に欠かせない手袋やマスク，ディスポ製品や事務用品などはどれくらいのコストがかかっているのかを調べてみましょう. 少し責任ある立場であれば，その運用方法に無駄があるかどうかを検討してみてください. そうすることでわれわれ一人ひとりの意識が改善され，病院としては大きなコスト低減に繋がります.

　放射線部門としては，検査数を増やすために検査の診療報酬・DPC(診断群分類別包括評価)などの仕組みを理解し，患者サービスや医療の質に貢献しながらも効果的・効率的な検査体制の提案を行うことが考えられます. 例えば，CT検査では外来患者の検査待ちを改善するために，医師とともに撮影プロトコルを検討し，被ばくの低減や検査の効率化を図ることで検査枠を効率的に運用し，検査件数の増加を実現することができるでしょう. また病院として取り組んでいる医師の働き方改革を進めるためのタスク・シフト/シェアを実現するための事例としては，放射線治療医師による治療計画を医学物理士などにシフト/シェアすることなども進みつ

つあります.

　高額な医療機器を運用している放射線部門では，経費削減の方策を提案することも可能です．例えば，装置の保守に関する見直しの提案として，フルメンテナンス契約からスポット契約や保険の活用など，自施設の実情に合わせたさまざまな選択肢を提案することも可能でしょう.

　多職種と協働して行っている代表的な事例としては，急性心筋梗塞において，医療機関受診から治療開始までのDTBT（door-to-balloon time）短縮の取り組みがあります．これは患者さんの命を救うために，医療機関受診後90分以内にカテーテル治療を行うことが目的です．さらにこれを行うことで保険点数が加算されることから，救急患者さんを受け入れる救急外来，循環器内科医師，緊急心臓カテーテル検査を行う放射線部門などの部署が緊密に連携を取りながらDTBTの短縮を目指しています.

　責任者（部長職など）として病院経営を考える場合には，コメディカルの各職種の枠を超えて横断的に管理できるメリットがあるでしょう．つまり職種を超えて検査や部門間のさまざまな共有化が可能となることから，各職種間のコミュニケーションが積極的に行われることで，チーム医療がさらに促進すると考えられます．同時に限られた人的な資源（財産）を有効に活用することにも繋がり，業務の効率化や病院経営の改善に寄与する可能性もあります.

☑本事例の要点

　まずはコスト意識を持つことで，身近な経費節減が病院経営の第一歩となります．さらに患者サービスや医療の質に貢献しつつ，効果的・効率的な検査体制の提案や運用を行うことも可能です.

（吉田耕治）

11 専門資格を取っても他部署へ異動させられます．どうしたらよいのでしょうか．

シチュエーション

「X線CT認定技師」の認定資格を取得したのですが，「IVR部門」に異動を命じられました．せっかくCT部門で頑張ろうと思っていたのに残念です．次の部門でも同じように認定資格を取った後に異動があると思うと取得意欲が薄れます．どうしたらよいのでしょうか？

対応方法・考え方

われわれの所属する放射線部門ではCTやMRI，放射線治療など多数のモダリティがあり，それぞれに専門資格が存在します．診療報酬に結びつくものもあれば，自己研鑽のために取得するものもあります．現時点で直接診療報酬に結びついていなくても，将来必要になってくると予測される資格も多数あります．専門資格の重要度は所属する病院の特色によっても異なってきます．

質問の内容は部内の人員配置に大きく関わってきます．所属長は部門全体を見渡し，施設の診療の特色にあわせ，個々の技術やマネジメント能力を見極め，各人を配置していきます．また長期わたりスタッフが固定されないように定期的にローテーションを行います．同じスタッフが同一部門で固定されるとマンネリ化が起きます．その結果，組織力は確実に低下します．また普段行っていることが当たり前となり，確認不足を引き起こしインシデント・アクシデントも増加します．長期的なローテーションプランが作成されている施設では，所属長との面談の中で，専門資格の取得順位を決めるという方法も一つの選択肢だと思います．それ以外でも自分が興味をもった分野や研究対象が見つかれば，面談のあと自己研鑽の目的で資格を取得するのもよいでしょう．必ず将来その資格が生かされるはずです．生かされない資格はありません．

　医師はひとつのモダリティから得られた画像情報で読影し診断するのではなく，複数の情報から総合的に判断していきます．診療放射線技師も同じです．画像のスペシャリストとして，複数のモダリティから判断する能力が求められます．例えばIVR治療を行う場合，CT画像やMRI画像を参考にします．このときこれらの画像から造影タイミングや撮像方向など，最適な情報を読み取る能力が求められます．当然そこには一般診療放射線技師と専門資格を持った診療放射線技師との違いは生じてくるでしょう．専門資格を持った診療放射線技師だからこそ提供できるプラスαの情報があるはずです．そのような診療放射線技師を目指してください．どの部門に配属されても，専門資格を取得できる程度の技術を習得し，次に異動のあった部門へ繋げましょう．

☑ 本事例の要点

　専門資格で得られた知識はすべての部門において活用できます．より多くの知識を持った人がよりよい画像を提供できます．積極的に専門資格の取得を目指してください．また，部内の人事異動は部内のマンネリ化を防ぐために必要不可欠であるということも同時に理解してください．

（田淵昭彦）

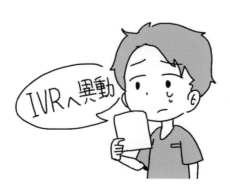

索引

【編者略歴】

坂野　康昌（さかの　やすあき）

1976年千葉大学医学部附属診療放射線技師学校卒業，同年診療放射線技師免許取得，1985年明治大学法学部法律学科卒業，2012年首都大学東京大学院博士前期課程修了，修士（放射線学），2018年首都大学東京大学院博士後期課程修了，博士（放射線学），東京都立荏原病院・広尾病院・駒込病院で放射線技師長，都立病院放射線統括技師長を務め，首都大学東京客員教授，つくば国際大学医療保健学部診療放射線学科教授・学科長などを歴任，2019年より現職．2013年に叙勲，瑞宝双光章を受章．

診療放射線技師のノンテクニカルスキル Plus

2022 年 4 月 1 日　1 版 1 刷　　　　　　　　　　　Ⓒ 2022

編　者
さかのやすあき
坂野康昌

発行者
株式会社 南山堂　代表者 鈴木幹太
〒113-0034　東京都文京区湯島 4-1-11
TEL 代表 03-5689-7850　www.nanzando.com

ISBN 978-4-525-27201-2

A2720110101-A